Hausaufgaben für Patienten

Herausgegeben von
Jürgen Buchbauer

Bibliografische Information der Deutschen Nationalbibliothek
Die Deutsche Nationalbibliothek verzeichnet diese Publikation in der Deutschen Nationalbibliografie; detaillierte bibliografische Daten sind im Internet über http://dnb.d-nb.de abrufbar.

Im Text haben wir die männliche Form zur leichteren Lesbarkeit gewählt.

Danksagung
Wir möchten an dieser Stelle ganz besonders Frau Julia Schreiter, Sportwissenschaftlerin MA, danken. Sie hat dieses Buch über inhaltliche Recherche, Anfertigung von Abbildungen und Auswahl von Photographien ganz wesentlich mitgestaltet. Weiterhin danken wir Herrn Buchbauer für die verständnisvolle Unterstützung als Herausgeber sowie dem ganzen Team vom Hofmann-Verlag. Bei der Firma Omron bedanken wir uns für die Überlassung einiger Photographien, ebenso bei der Deutschen Hypertonie-Liga für die Überlassung einiger Abbildungen.

Empfohlen durch die Deutsche Hochdruckliga

Bestellnummer 1491

Titelfoto und Fotos: Ingo Bartussek: 1; fotolia.com: 4; Sergey Nivens: 4; Andrey Popov: 4; Syda Productions: 4; Tracy King: 5; Sebalos: 5; ap_i: 6; Kzenon: 9; Gina Sanders: 11; pure-life-pictures: 11; cherryandbees: 16; Picture-Factory: 16; Lisa F. Young: 22; pixelaway: 28; Tyler Olson: 28; zetat: 28; Robert Kneschke: 28,54,80; psdesign1: 33 (2 Bilder); bilderzwerg: 33; lightpoet: 38; jackfrog: 38; Robert Kneschke: 38; Peter Atkins: 41; cromary: 42; elnariz: 43; jd-photodesign: 46; Profotokris: 48; illustrez-vous: 48; Sergey: 48; Lars Zahner: 54; Alena Ozerova: 54; reineg: 60; Explorer: 60; Alexandr Mitiuc: 60; pfpgroup: 70; contrastwerkstatt: 71; Laurent Hamels: 71; karandaev: 74; Gina Sanders: 74 (2 Bilder); cristovao31: 74; PeJo: 77; Syda Productions: 80; Alexander Raths: 80; Antonio Gravante: 80; bugtiger: 80; ZIQUIU: 81; takasu: 84; Gundolf Renze: 88; Piotr Adamowicz: 88; daniaphoto: 88; thodonal: 92; contrastwerkstatt: 100

Erschienen als Band 9 der Buchreihe „Hausaufgaben für Patienten"

Druck und Verarbeitung: Media-Print Informationstechnologie GmbH, Paderborn

Printed in Germany · ISBN 978-3-7780-1491-2

Inhaltsverzeichnis

Haftungsausschluss

Das medizinische Wissen unterliegt einer ständigen Entwicklung. Neue Forschungsergebnisse und klinische Erfahrungen erweitern die Erkenntnisse auch bezüglich der Behandlung des Bluthochdrucks. Die Autoren haben große Sorgfalt darauf verwendet, dass die Angaben dem neuesten Wissensstand bei Fertigstellung der Schrift entsprechen. Soweit ärztliche Entscheidungen auf Grund der Veröffentlichung getroffen werden, ist eine Überprüfung insbesondere von Dosierungsangaben zwingend notwendig.

Die Informationen stellen in keiner Weise Ersatz für professionelle Beratung oder Behandlung durch ausgebildete und anerkannte Ärzte dar. Alle Benutzer mit Gesundheitsproblemen sind aufgefordert **im Bedarfsfall immer einen Arzt** aufzusuchen. Wenn Sie bezüglich Ihrer Gesundheit Fragen haben, raten wir Ihnen, sich an den Arzt Ihres Vertrauens zu wenden, anstatt Behandlungen eigenständig zu beginnen, zu verändern oder abzusetzen. Der Inhalt des Buches kann und darf nicht für die Erstellung eigenständiger Diagnosen oder für die Auswahl und Anwendung von Behandlungsmethoden verwendet werden.

Für Schäden oder Unannehmlichkeiten, die durch den Gebrauch oder Missbrauch unserer Informationen entstehen, können die Autoren nicht zur Verantwortung gezogen werden – weder direkt noch indirekt.

Vorwort des Herausgebers

Die Buchreihe „Hausaufgaben für Patienten" richtet sich an die Betroffenen und deren Angehörige. Im vorliegenden Band 9 handelt es sich um **Hausaufgaben für Patienten mit Bluthochdruck.**

Der Blutdruck ist wichtiger Parameter um den Gesundheitszustand des Menschen zu beurteilen. Deshalb wird er auch als Erstes gemessen, wenn ein Patient den Hausarzt aufsucht. Ein dauerhaft hoher Blutdruck führt zu chronischen Erkrankungen des Herzens bis hin zum Schlaganfall, wenn er nicht ärztlich kontrolliert und eingestellt wird. Wobei sich die Symptome zwischen Frauen und Männern unterschiedlich zeigen! Die Autoren Prof. Dr. Burkhard Weisser und Prof. Dr. Thomas Mengden sind ausgewiesene Experten auf diesem Gebiet der Inneren Medizin. Neben Vorträgen und Vorlesungen sowie der ärztlichen Tätigkeit geben sie ihr Wissen zu diesem Thema auch in Gesundheitssendungen weiter, die im Fernsehen ausgestrahlt werden.

Bluthochdruck ist nicht gleich Bluthochdruck, dies stellen die Autoren gleich zu Beginn des Bandes dar. Der Arzt unterscheidet die „isolierte systolische Hypertonie" – die häufigste Hochdruckform im Alter – von der „isolierten diastolischen Hypertonie", die häufiger bei jungen Patienten auftritt. Die dritte Form ist die „systolisch-diastolische Hypertonie". Bluthochdruck ist eine Gefäßerkrankung, die durch pathologische Veränderungen der kleinen und großen Gefäße entsteht. Die Ursachen dieser krankhaften Veränderungen liegen in den individuellen Genen und dem Lebensstil. An den Genen können wir selber nichts ändern, allerdings am ungesunden Lebensstil sehr wohl. Genau hierbei ist dieser Band eine wertvolle Hilfestellung.

Durch das Buch lernt man das korrekte Blutdruckmessen und Aufzeichnen der unterschiedlichen Werte, um einen Vergleich von Schwankungen zu bekommen. Somit kann der Betroffene mit dem Arzt zusammen den Bluthochdruck steuern, um ihn in das richtige Maß zu bringen. Ein nicht zu unterschätzender Parameter zur Senkung des Bluthochdrucks ist die Ernährung in Verbindung mit kontrollierter sportlicher Bewegung! Diese verbrennt nicht nur Fette und fördert die Kondition, sondern mindert auch den Bauchumfang. Es ist wissenschaftlich nachgewiesen, dass es primär auf die Minderung des Bauchumfangs ankommt und erst dann das gesamte Körpergewicht in Betracht gezogen wird. Vergleichstabellen sind zur Orientierung abgebildet und Tipps zur gesunden Ernährung runden diesen Band ab. Sportarten, welche die Grundlagenausdauer fördern, sind bestens geeignet. Hierbei wird mehr Sauerstoff in den Körper transportiert, die Gefäße elastisch gemacht und zugleich gestärkt, das Herz in seiner Pumpleistung verbessert, was zur Folge hat, dass der Bluthochdruck und auch der Ruhepuls sich senken. Es ist sogar möglich in Absprache mit dem Arzt, Medikamente zu minimieren oder gar wegzulassen. Da Bluthochdruck auch durch Stressfaktoren herbeigeführt wird, bringt moderates Ausdauertraining einen Abbau desselben. Dabei handelt es sich um Sportarten wie Radfahren, Walking, Dauerläufe und auch ein moderates Schwimmtraining. Wer lieber in einem Fitnessstudio trainieren möchte, kann auch den Crosstrainer oder ein Laufband nutzen. Zusätzlich besteht in einigen Sportzentren die Möglichkeit, einen Geräteausdauerzirkel zu integrieren. Dies alles sollte mit Pulsmesser und richtig eingestellter Intensität geschehen. Ebenso bietet dieser Band ein Kapitel über die Mediation mit seinen positiven Auswirkungen auf das Herz-Kreislauf-System und somit die Regulierung des Blutdruckes.

Im Anhang findet der Leser Internetadressen der Hochdruckliga und andere Anlaufstellen. Damit wünsche ich dem Betroffenen viel Erfolg und Energie in der Umsetzung der Empfehlungen und Leitlinien in diesem Band, um den Blutdruck wieder in den Griff zu bekommen. Am besten Sie fangen gleich nach dem Aufstehen damit an: fahren mit dem Rad zur Arbeit anstatt mit dem Auto, nehmen die Treppe und nicht den Fahrstuhl. Das sind noch die leichtesten Übungen.

Jürgen Buchbauer
Sportlehrer und Physiotherapeut

1 Halbieren Sie Ihr Risiko für Schlaganfall und Herzschwäche

Das kleine „Einmaleins" des Blutdrucks

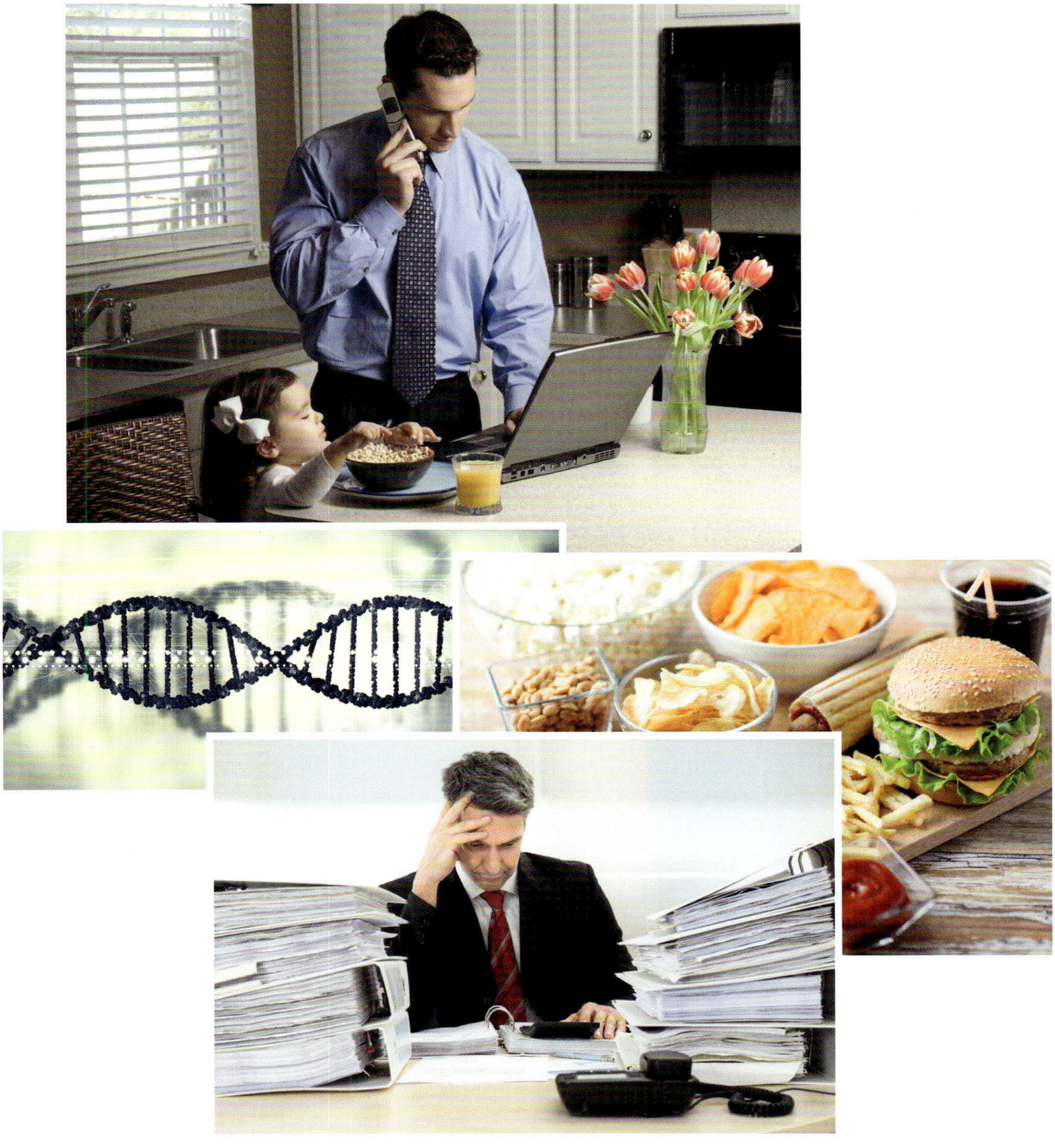

Zunächst einmal zwei gute Nachrichten

1. Bluthochdruck ist vermeidbar.
2. Bluthochdruck ist gut behandelbar.

Warum ist Bluthochdruck vermeidbar?

Wenn wir die Ursachen für die Entstehung von erhöhten Blutdruckwerten betrachten, so sehen wir, dass vieles mit unserem „Lebensstil" zusammenhängt, d. h. die Art und Weise wie wir mit unserem Körper umgehen.

Die wichtigsten Ursachen für Bluthochdruck sind:

1. Familiäre Belastung („schlechte Gene")
2. Ungesunder Stress
3. Bewegungsmangel
4. Zu salzreiche Ernährung
5. Zu viel Bauchfett

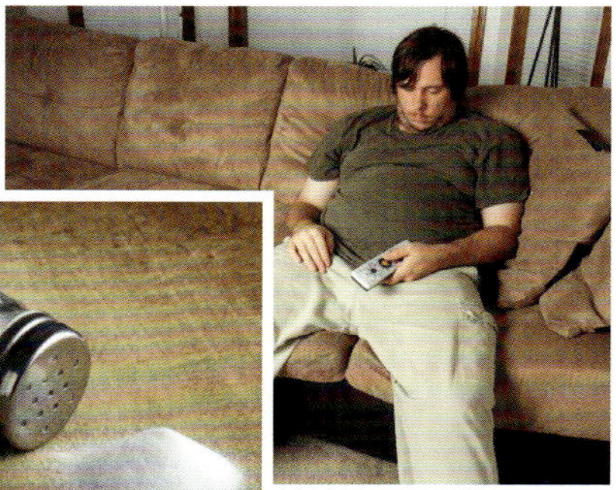

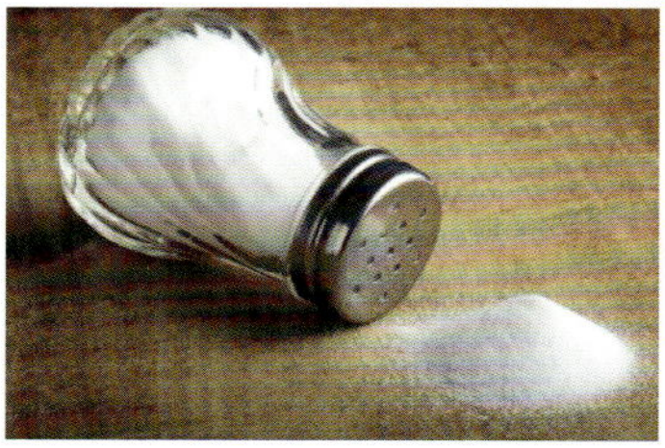

Abgesehen von den schlechten Genen handelt es sich bei allen anderen auslösenden Ursachen um Dinge, die mit einem ungesunden Lebensstil zusammenhängen. Für die Vorbeugung von Bluthochdruck aber auch die Behandlung von Bluthochdruck bedeutet dies, dass wir mit unserem Körper achtsam umgehen müssen. Abbau von Stress, körperliches Training, gesunde Ernährung und ein normaler Bauchumfang sind sehr wirkungsvolle und einfache Mittel, um Bluthochdruck zu vermeiden oder den Blutdruck zu senken.
Um zu verstehen, was normale Blutdruckwerte sind und wie es überhaupt zu erhöhten Blutdruckwerten kommt, machen wir zunächst einen kurzen Ausflug in unser Herz-Kreislauf-System.

Oberer Blutdruckwert, unterer Blutdruckwert

Wie funktioniert das?

Um alle Körperorgane mit lebensnotwendigen Nährstoffen und Sauerstoff zu versorgen, pumpt das Herz in Ruhe ca. 70-mal pro Minute eine Menge von jeweils ca. 70 ml in die große Körperschlagader (Aorta). Das ergibt insgesamt 5 Liter Blut, die in einer Minute vom Herzen durch die Aorta gepumpt werden.

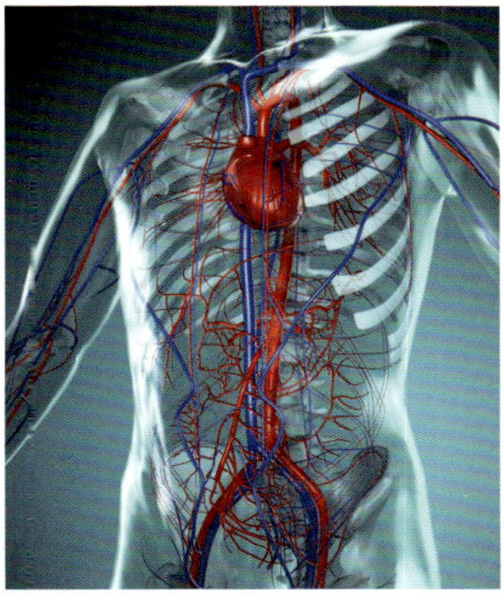

Die Hauptaufgabe der Aorta ist die Verteilung des Blutes vom Herzen über große, mittlere und kleinere Blutgefäße (Arterien) in alle Körperregionen. Um alle Organe gut zu versorgen, muss das Blut möglichst gleichmäßig wie bei einem Wasserschlauch fließen. Damit das Blut nicht nur in der Austreibungsphase des Herzens, sondern auch in der Erschlaffungsphase fließt, bedient sich die Aorta eines Tricks.

In der Austreibungsphase werden etwa 60% der vom Herzmuskel erzeugten Energie in den elasti-

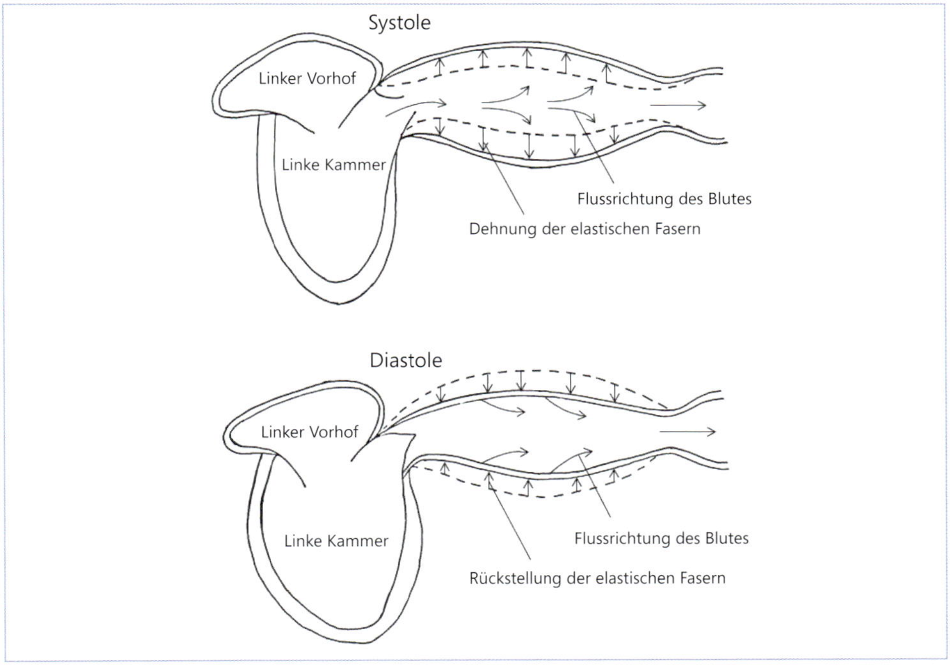

Abb. 1: Windkesselfunktion der großen Körperschlagader (Aorta).
Arbeit des Herzens und der Aorta in den zwei Phasen des Herz-Zyklus.
Herzwert/Systole: In der Austreibungsphase (Systole) pumpt das Herz ca. 70 ml Blut in die Aorta. 60% der Herz-Energie wird dazu benutzt die elastische Aorta zu dehnen. Wie bei einem Gummiband werden diese 60% Energie in den elastischen Fasern der Aorta gespeichert.
Gefäßwert/Diastole: Wenn das Blut ausgepumpt ist, sorgen die elastischen Fasern dafür, dass die Aorta sich wieder wie ein Gummiband zusammenzieht. Dieses Zusammenziehen in der Diastole (Erschlaffungsphase) sorgt dafür, dass in der Diastole in der Aorta das Blut weiter fließt.

schen Fasern der Aorta gespeichert. Die restlichen 40% dienen dazu, das Blut zunächst voranzutreiben. Der Druck, der in der Austreibungsphase in den Blutgefäßen erzeugt wird, ist der obere Blutdruck, der sogenannte systolische Blutdruck, auch **„Herzwert"** genannt. Nach der **Systole** folgt eine Phase, in der das Herz erschlafft und sich wieder auffüllt; diese Phase wird als **Diastole** bezeichnet.
Während der Diastole kommt es in der Aorta, ähnlich wie bei einem Gummiband, zu einer Rückstellung der elastischen Fasern, so dass sich die Aorta wieder leicht zusammenzieht. Diese Rückwärtsbewegung der Aorta, auch Windkesselfunktion genannt, treibt das Blut weiter in alle Organe.
Der Druck, der in der Erschlaffungsphase in der Körperschlagader gemessen wird, ist der untere Blutdruck, der sogenannte diastolische Blutdruckwert, auch **„Gefäßwert"** genannt.

Die Druckwerte, die durch einen Herzschlag erzeugt werden, sind in Abbildung 2 zu sehen. Es ergibt sich ein Blutdruck von 120/80 mmHg.

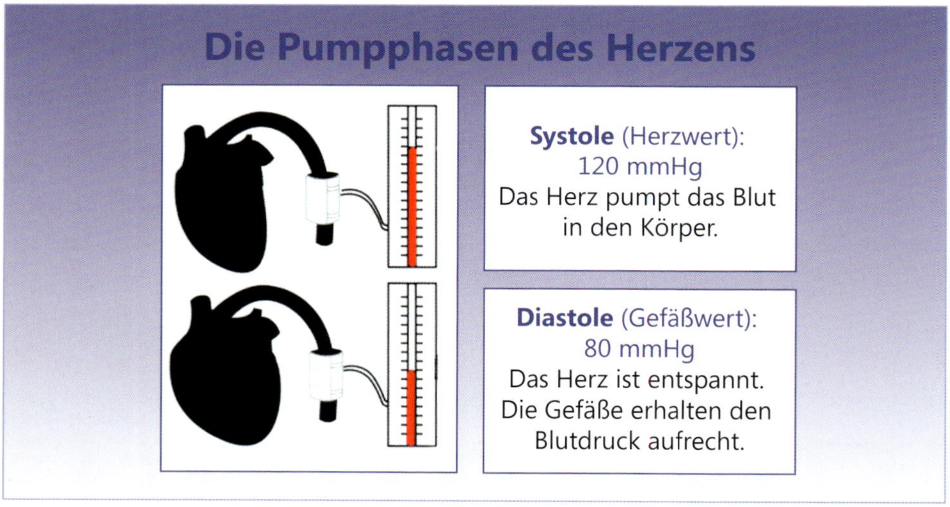

Abb. 2

Ohne die Windkesselfunktion der Aorta würde der Blutdruck in der Erschlaffungsphase auf 0 mmHg absinken, was mit dem Leben nicht vereinbar wäre.

Sowohl der systolische Blutdruck als auch der diastolische Blutdruck wird in der Einheit **„mmHg"** gemessen. Die Einheit mmHg, das heißt Millimeter-Quecksilber-Säule, leitet sich von der ursprünglichen Messung mit einem sogenannten Quecksilber-Sphygmomanometer ab: Dies sind Geräte, mit denen Ihr Arzt misst (Näheres hierzu im Kapitel „Zu Hause richtig messen"). Ein **normaler Blutdruck** in Ruhe beträgt bei einem gesunden Menschen ca. **120/80 mmHg**.

Schwankungen des Blutdrucks in Ruhe und Belastung – wann darf der Blutdruck erhöht sein?

Wer schon einmal seinen Blutdruck gemessen hat, wird festgestellt haben, dass der Blutdruck im Tagesverlauf erheblichen Schwankungen unterworfen ist. Dies muss auch so sein, damit unser Herz-Kreislauf-System sich den unterschiedlichen Anforderungen in Ruhe und Belastung anpassen kann. Bei **körperlichen Belastungen**, wie zum Beispiel Treppensteigen oder Sport, muss deutlich mehr Blut vom Herzen in die Gefäße gepumpt werden, als unter Ruhebedingungen. Das Herz pumpt stärker, die Blutmenge steigt pro Schlag auf bis zu 200 ml. Das Herz schlägt auch deutlich schneller als in Ruhe, bei jüngeren Menschen bis 180-mal pro Minute. In einer Minute werden jetzt bei maximaler Belastung 20–40 Liter vom Herzen durch die Aorta gepumpt!

Das stärkere Pumpen des Herzens unter körperlicher Anstrengung führt in der Austreibungsphase dazu, dass der systolische Blutdruckwert bei maximaler Anstrengung von 120 auf bis zu 200 mmHg ansteigen kann.

Wichtig zu wissen

Eine kurzfristige Blutdruckerhöhung unter körperlicher Anstrengung ist eine normale und gesunde Reaktion des Herz-Kreislauf-Systems.

Es kommt bei gesunden Belastungen in der Regel nur zu einem Anstieg des systolischen Blutdrucks, wohingegen der diastolische Blutdruck gleich bleibt oder sogar leicht abfällt. Nach Beendigung der körperlichen Anstrengung, wie zum Beispiel während eines Belastungs-EKGs, kommt es in der Ruhephase wieder zu einem Absinken des Blutdrucks auf die Ausgangswerte.

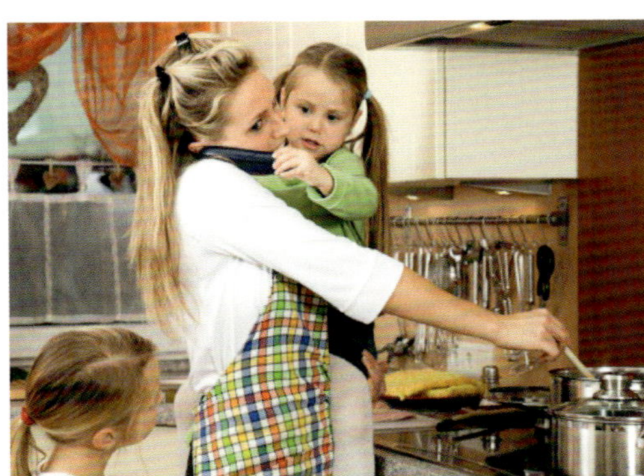

Wenn der Blutdruck nach Beendigung der Aktivität wieder auf sein normales Ausgangsniveau zurückkehrt, bleibt die Mehrzahl der Blutdruckwerte im normalen Bereich. Wir sprechen dann noch nicht von einem Bluthochdruck. Wie aus dem 24-Stunden-Langzeitblutdruckprofil eines Gesunden zu sehen (siehe Abb. 3), kommt es in Ruhephasen, insbesondere in der Nacht zu einem deutlichen Absenken des Blutdrucks.

Wichtig zu wissen

Ein gesunder Blutdruck in Ruhe und unter Belastung hängt von folgenden Faktoren ab:

1. Pumpleistung des Herzens: Herzwert oder systolischer (oberer) Blutdruck
2. Elastizität der Aorta: Austreibungsphase, Erschlaffungsphase
3. Widerstand in allen Rohren des Gefäßsystems: Gefäßwert oder diastolischer (unterer) Blutdruck
4. Schwankungen des Blutdrucks in Abhängigkeit von körperlicher oder geistiger Aktivität.

Dies lässt sich sehr gut während einer 24-Stunden-Langzeitblutdruckmessung beobachten. Wie aus der Abbildung ersichtlich, kommt es im Tagesverlauf in Abhängigkeit zu der jeweiligen Aktivität zu Erhöhungen des Blutdrucks.

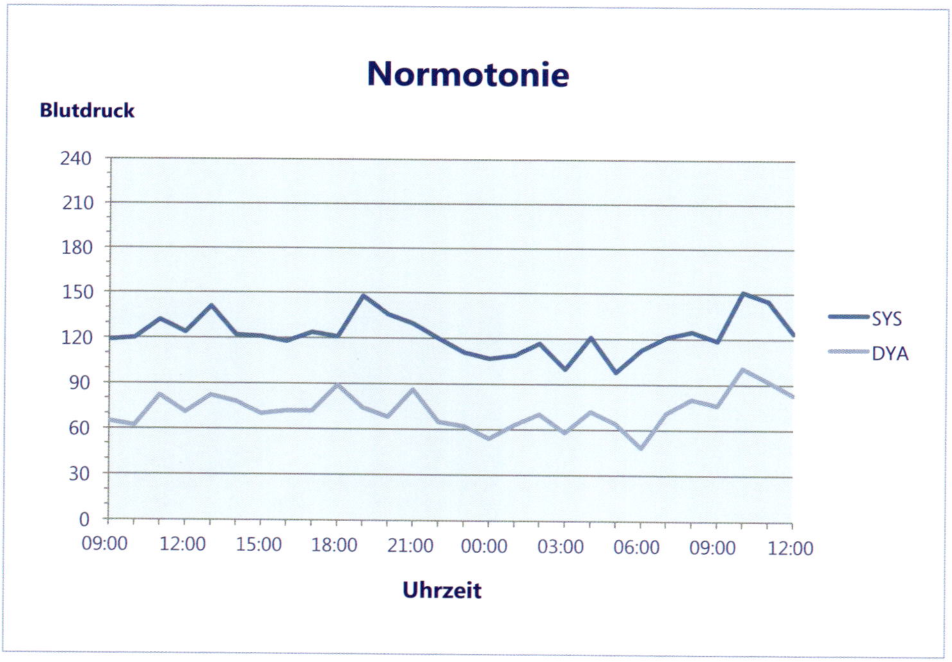

Abb. 3: Darstellung einer Langzeitblutdruckmessung bei normalen Blutdruckwerten (Normotonie).
Der systolische Blutdruck steigt morgens um 10 h auf 150 mmHg, der diastolische Wert auf 100 mmHg. Die meisten Werte liegen aber deutlich darunter. Es ergibt sich ein Mittelwert von 128/78 mmHg am Tag und von 110/62 mmHg in der Nacht. Entscheidend ist aber der Durchschnittswert und der ist tagsüber als auch nachts komplett normal!

Vom Blutdruck zum Bluthochdruck – Bluthochdruck ist kein Schicksal

Wie bereits erwähnt sind neben schlechten Genen (familiäre Belastung) krankmachender Stress, Bewegungsmangel, übermäßige Salzzufuhr und Bauchfettleibigkeit die Hauptursachen für die Entstehung eines hohen Blutdrucks. Eine starke familiäre Belastung bezüglich Bluthochdrucks bedeutet aber nicht, dass daraus immer ein Bluthochdruck entsteht. Bei einem gesundheitsbewussten Lebensstil können die Blutdruckwerte trotz schlechten Genen bis ins hohe Alter normal bleiben.

Die Bedeutung von Lebensstil und Umweltfaktoren, wie zum Beispiel Salzkonsum, wird deutlich, wenn man Naturvölker, wie in Papua Neuguinea, Südamerika oder Kenia betrachtet. Dort ist das Problem eines hohen Blutdrucks praktisch unbekannt. Interessanterweise nehmen diese Naturvölker weniger als 1 g Salz pro Tag zu sich (siehe Kapitel „Ohne Salz kein Bluthochdruck“).

Weiterhin ist bekannt, dass Menschen aus Naturvölkern relativ schnell eine Bluthochdruckkrankheit entwickeln, wenn sie in Länder mit einem sogenannten westlichen Lebensstil auswandern. Fast food, viel Salz, Bewegungsmangel, krankmachender Stress kann innerhalb einer Generation den Blutdruck von 120/80 auf Werte von 160/100 treiben!

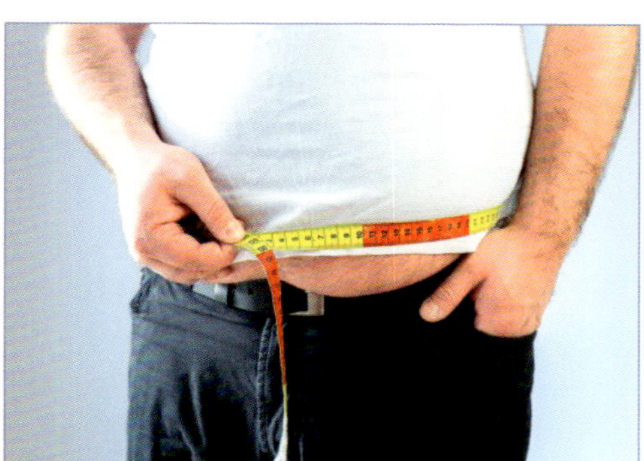

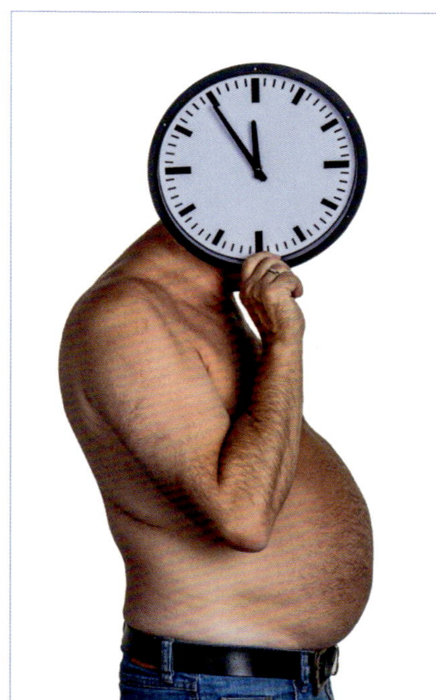

Systolischer Bluthochdruck, diastolischer Bluthochdruck

Wenn Ihr Arzt in Ruhe bei Ihnen dauerhaft erhöhte Blutdruckwerte über 140 mmHg für den oberen Wert (systolisch) misst, sprechen wir von einer systolischen Hypertonie (Bluthochdruck). Beim unteren Wert, dem diastolischen Blutdruck, bedeuten dauerhaft erhöhte Blutdruckwerte über 90 mmHg eine Bluthochdruckerkrankung.

Die von Ihnen zu Hause gemessenen Blutdruckselbstmesswerte liegen in der Regel etwas niedriger. Systolische Werte kleiner als 130 mmHg und diastolische Werte kleiner als 80 mmHg gelten als normal (siehe Kapitel „Beim Blutdruckmessen nicht verrückt machen lassen").

Wichtig zu wissen

Für die Diagnose und Behandlung zählt beim Messen der Systole und Diastole immer der jeweils höhere Wert. Zu Hause gemessene Selbstmesswerte unter 130 systolisch und unter 80 mmHg diastolisch gelten als normal.

Eine Bluthochdruckerkrankung kann sich in drei verschiedenen Formen äußern

1. Nur der systolische Blutdruck ist erhöht, der diastolische Blutdruck ist normal. Wir sprechen von einer sogenannten „isolierten systolischen Hypertonie". Sie ist die bei weitem häufigste Hochdruckform und tritt besonders im Alter auf.
2. Erhöhung nur des diastolischen Blutdrucks – wir sprechen von einer sogenannten „isolierten diastolischen Hypertonie". Sie tritt insbesondere bei jüngeren Patienten auf.
3. Oberer und unterer Wert sind erhöht. Wir sprechen von einer „systolisch/diastolischen Hypertonieform".

Nur der systolische Blutdruck ist erhöht – isolierte systolische Hypertonie

Sie ist die häufigste Hochdruckform und tritt insbesondere im Alter auf. Mit zunehmendem Alter kommt es zu einem steten Verlust an elastischen Fasern in der großen Körperschlagader (Aorta). Ähnlich wie bei einem spröde gewordenen Gartenschlauch kann sich dann die Aorta nicht mehr so gut ausdehnen und auch nicht mehr so gut zusammenziehen. Mit zunehmendem Verlust der Elastizität und zunehmender Verkalkung kommt es zu einer Verschlechterung der Windkesselfunktion. Da die Aorta in der Austreibungsphase nicht mehr genug nachgeben kann, kommt es zu einer starken Erhöhung des systolischen Blutdrucks. Der diastolische Blutdruck fällt hingegen immer weiter ab, da in der Erschlaffungsphase aufgrund der fehlenden Elastizität nicht mehr genügend Blut fließen kann (siehe Abbildung 4). Dieser Prozess wird auch Gefäßversteifung genannt. Ein Patient mit

einer unelastischen Aorta und einer Gefäßversteifung hat zum Beispiel einen Blutdruck von 160/70 mmHg.
Wir sprechen in diesem Fall von einer isolierten systolischen Hypertonie (ISH).

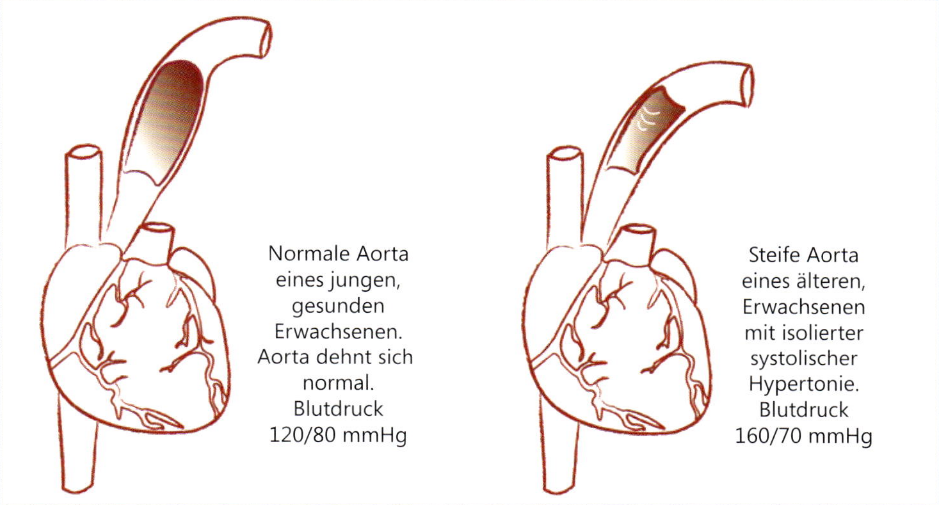

Abb. 4

Wie Daten aus einer großen amerikanischen Herzstudie gezeigt haben („Framingham-Studie“), entsteht diese Form der Altershypertonie als eigenständiges Krankheitsbild.
Ein Patient mit einer isolierten systolischen Hypertonie hatte zum Beispiel mit 25 Jahren einen normalen Blutdruck von 120/80 mmHg. Mit zunehmendem Alter entwickelt dieser Mensch eine Erhöhung des systolischen Drucks, der diastolische Wert fällt sogar ein bisschen ab. Mit 70 Jahren hat dieser Patient einen Blutdruck von 160/70 mmHg.

Wichtig zu wissen

Wenn nur der systolische Blutdruck erhöht ist, sprechen wir von einer „Isolierten systolischen Hypertonie“. Sie ist die bei weitem häufigste Hochdruckform und kommt besonderes im Alter vor.

Alleinige Erhöhung des diastolischen Blutdrucks, sogenannte isolierte diastolische Hypertonie

Eine alleinige Erhöhung der diastolischen Blutdruckwerte, ohne Erhöhung des systolischen Blutdrucks, beobachten wir oft bei jungen Hochdruckpatienten. Häufig liegt dann eine starke familiäre Belastung bezüglich des Bluthochdrucks vor. Im Unterschied zur Altershypertonie ist diese Hochdruckform nicht durch eine Versteifung und Verkalkung der Aorta gekennzeichnet, sondern durch eine Verengung der kleinen Gefäße im Rohrsystem des Herz-Kreislauf-Systems. Wie oben bereits dargestellt führt eine Verengung der kleinen Blutgefäße zu einer Erhöhung des Widerstandes, gegen den das Herz anpumpen muss. Es kommt zu einer Erhöhung des diastolischen Blutdrucks, auch Gefäßwert genannt.

Wenn bei diesen Patienten die Aorta geschmeidig und elastisch bleibt, bleibt auch der systolische Blutdruck häufig noch im Normbereich. Ein typischer Blutdruckwert bei einem solchen Patienten wäre ein Blutdruckwert von 140/100 mmHg bei der Messung durch den Arzt.

Als dritte Gruppe gibt es schließlich auch Patienten, bei denen beide Blutdruckwerte, also die Systole und die Diastole erhöht sind; wir sprechen in diesem Fall von einer systolisch/diastolischen Hypertonie. Solche Patienten haben zum Beispiel in Ruhe bei der Arztmessung einen Blutdruck von 170/110 mmHg.

Zusammenfassung

Bluthochdruck ist eine Gefäßerkrankung, die durch krankhafte Veränderungen der großen und kleinen Gefäße gekennzeichnet ist. Die Ursachen für die Veränderungen der Gefäße liegen bei unseren Genen, kombiniert mit einem ungesunden Lebensstil. Naturvölker mit gesundem Lebensstil entwickeln in der Regel selten Bluthochdruck und in Folge dessen auch seltener Schlaganfälle oder Herzinfarkte.

Kurzzeitige Blutdruckerhöhungen, ausgelöst durch körperliche oder seelische Belastung, bedeuten nicht immer gleich Bluthochdruck.

Blutdruckwerte unter 130/80 mmHg zu Hause gemessen gelten als normal. Erst wenn Ihr zu Hause gemessener Blutdruck dauerhaft über 135 mmHg systolisch oder über 85 mmHg diastolisch liegt, sprechen wir von einer Bluthochdruckerkrankung. Die Werte dazwischen (Grauzone 130–135 und 80–85) sind eine Vorstufe zum Bluthochdruck und sollten bei familiärer Belastung jährlich kontrolliert werden.

2 Beim Blutdruckmessen nicht verrückt machen lassen

Zu Hause richtig messen

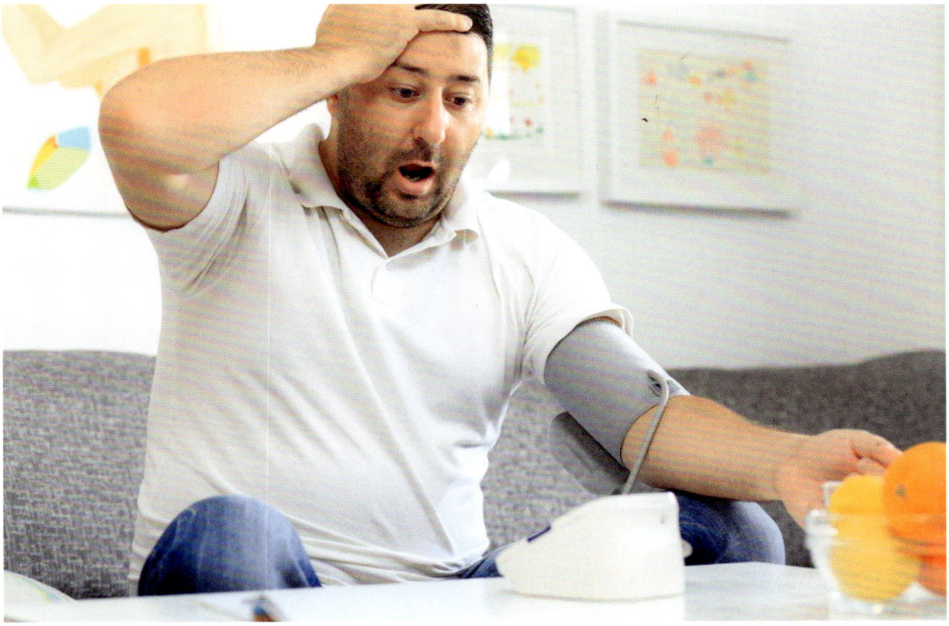

Wer hat im Laufe seines Lebens nicht schon einmal eine Blutdruckmessung bekommen? Sei es kurz nach der Geburt, bei der kinderärztlichen Vorsorgeuntersuchung, bei der Rekrutierung, bei Einstellungsuntersuchungen, beim Apotheker oder bei Gesundheitstagen – oder einfach mal aus Neugier mit dem Blutdruckmesser von

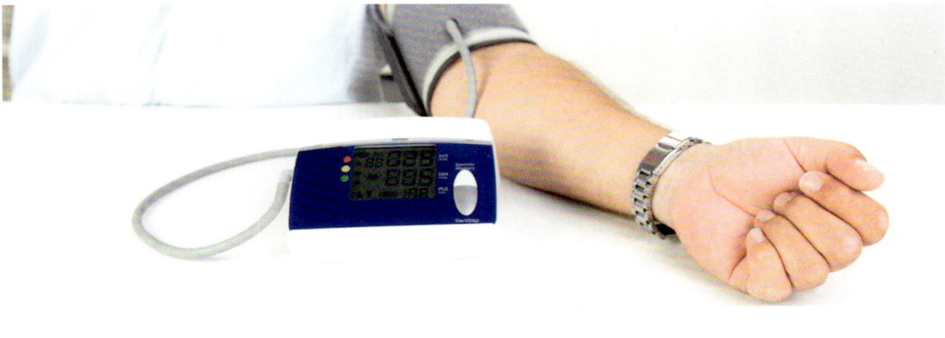

der Oma. Auch bei Ihrem Hausarzt oder Zahnarzt bekommen Sie nach Betreten der Praxis häufig erst einmal eine Blutdruckmessung. Wir nennen diese einmaligen Messungen auch „Gelegenheitsmessungen".

Warum sind Gelegenheitsmessungen so wichtig?

Das liegt zum einen daran, dass Bluthochdruck mit ca. 10 Millionen Betroffenen in Deutschland eine sehr häufige Erkrankung ist. Außerdem tut hoher Blutdruck in der Regel nicht weh, das heißt, er macht bei vielen Betroffenen zunächst einmal überhaupt keine Beschwerden.
Um die Diagnose *Bluthochdruck* rechtzeitig zu erkennen und damit Folgeschäden wie Schlaganfall oder Herzversagen zu vermeiden, müssen durch Gelegenheitsmessungen Menschen mit einem erhöhten Risiko herausgefischt werden. Nicht bei jedem bestätigt sich in der Folge eine Bluthochdruckerkrankung. So kann sich bei wiederholten Messungen beim Arzt, bei der häuslichen Selbstmessung oder auch bei einer Langzeitblutdruckmessung zeigen, dass die Blutdruckerhöhung – zum Beispiel beim Zahnarzt – nur einmalig war. Die Unterscheidung zu einer krankhaften, dauerhaften Blutdruckerhöhung geschieht durch zwei Methoden:

- Langzeitblutdruckmessung über 24 Stunden mit einem tragbaren Gerät
- Blutdruckselbstmessung zu Hause über eine Woche

Bevor Sie sich ein Gerät zur häuslichen Selbstmessung anschaffen, sollten Sie zunächst das Ergebnis der 24 Stunden-Langzeitblutdruckmessung abwarten und mit Ihrem Arzt besprechen. Wenn die Langzeitblutdruckmessung einen eindeutigen Normalbefund mit optimalen Blutdruckwerten zeigt, ist die Diagnose einer Bluthochdruckerkrankung sehr unwahrscheinlich (Beispiel in Abb. 5).

Wichtig zu wissen

Jeder Mensch mit einmalig erhöhten Gelegenheitsmessungen (Messung beim Arzt, in der Klinik oder Apotheke) über 140 mmHg systolisch oder über 90 mmHg diastolisch sollte eine Langzeitblutdruckmessung beim Arzt erhalten.

Bestehen starke Risikofaktoren für eine Bluthochdruckerkrankung, wie zum Beispiel familiäre Belastung durch Hochdruckerkrankung beider Eltern, so kann es auch bei normaler Langzeitblutdruckmessung sinnvoll sein, den Blutdruck in den nächsten Jahren im Auge zu behalten. Da viele Menschen mit „schlechten Genen" häufig erst im Laufe ihres Lebens allmählich eine Bluthochdruckerkrankung entwickeln, empfehlen wir bei entsprechender Belastung die Langzeitblutdruckmessung alle 1–2 Jahre zu wiederholen. Ganz wichtig ist, dass die Langzeitblutdruckmessung an

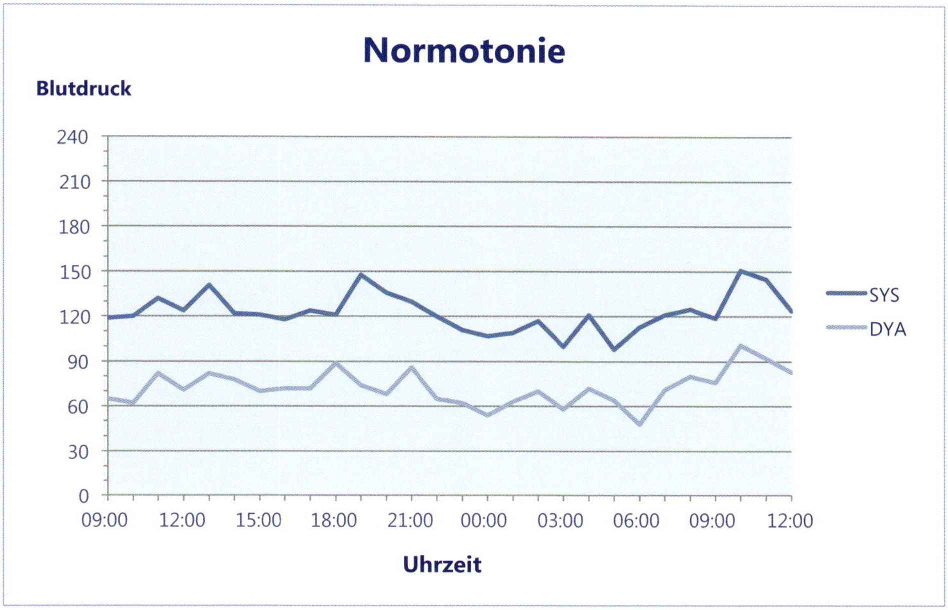

Abb. 5: Darstellung einer Langzeitblutdruckmessung bei normalen Blutdruckwerten (Normotonie). Tagesdurchschnitt: 128/78 mmHg. Nachtdurchschnitt: 110/62 mmHg

einem normalen Arbeitstag unter alltäglichen Belastungen durchgeführt wird. Insbesondere bei stressbedingten Hochdruckformen sind die Blutdruckwerte unterhalb der Woche deutlich höher als während eines ruhigen Wochenendes.

Für wen ist die Selbstmessung zu Hause sinnvoll?

Sollte sich die Diagnose *Bluthochdruck* durch eine Langzeitblutdruckmessung bestätigt haben, so sollten Sie sich von Ihrem behandelnden Arzt ein Gerät zur häuslichen Blutdruckselbstmessung rezeptieren lassen. Wählen Sie Ihr Gerät zum selber messen genauso sorgfältig aus, wie Sie Ihren neuen Wagen auswählen. Ziehen Sie Testberichte zu Rate, um das genaueste Gerät zu finden.

Die Messgenauigkeit wird durch folgende Prüfsiegel ausgewiesen

- Gütesiegel der Deutschen Hochdruckliga (www.hochdruckliga.de/)
- Prüfprotokoll der Europäischen Hochdruckliga (www.dableducational.org; medaval.ie)

Wichtig zu wissen

Ihr Blutdruckmessgerät sollte Folgendes können:

- Messung am Oberarm mit einer, Ihrem Oberarmumfang angepassten, Blutdruckmanschette
- Automatisches Auf- und Abpumpen
- Automatische Speicherung aller gemessenen Werte mit Erfassung von wöchentlichen Mittelwerten und Trends

Die zu Hause gemessenen Blutdruckwerte sollten nicht auf Taschentüchern, Bierdeckeln, Restaurationsbelegen oder Ähnlichem aufgeschrieben werden. Im folgenden Beispiel die Notizen eines behandelten Hochdruckpatienten mit noch milder Hypertonie.

Wie aus Abbildung 6 ersichtlich, schwankt der Blutdruck auch bei täglichen Messungen zur selben Zeit erheblich. So zeigen zum Beispiel die Messwerte auf den Notizen minimale Werte von 104/49 mmHg und maximale Werte von 154/60 mmHg. Dies ist eine normale Schwankungsbreite des Blutdrucks z. B. unter Behandlung mit Blutdrucksenkern. Wichtig ist, dass der durchschnittliche Wert nicht über 135/85 mmHg liegt.

Tragen Sie Ihre Werte regelmäßig in einen Blutdruckpass ein, den Sie bei der Deutschen Hochdruckliga (DHL) beziehen können. Besser noch, lassen Sie sich ein Gerät mit automatischer Speicherung und Erfassung von wöchentlichen Mittelwerten und Trends verordnen.

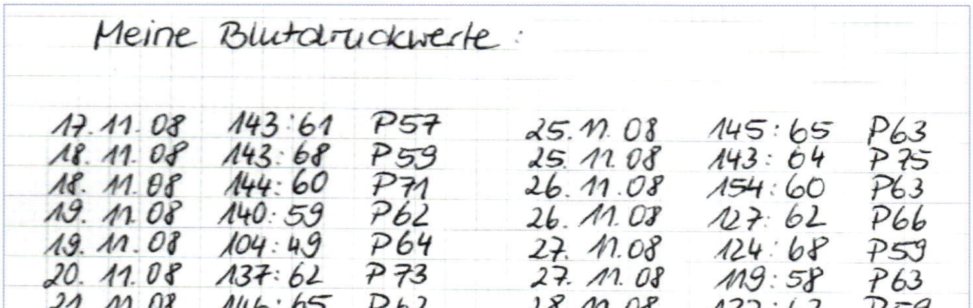

Meine Blutdruckwerte:

17.11.08	143:61	P57	25.11.08	145:65	P63
18.11.08	143:68	P59	25.11.08	143:64	P75
18.11.08	144:60	P71	26.11.08	154:60	P63
19.11.08	140:59	P62	26.11.08	127:62	P66
19.11.08	104:49	P64	27.11.08	124:68	P59
20.11.08	137:62	P73	27.11.08	119:58	P63
21.11.08	146:65	P62	28.11.08	132:63	P59
21.11.08	128:58	P59	30.11.08	135:61	P71
22.11.08	116:51	P67	01.12.08	138:60	P63
23.11.08	137:66	P64	02.12.08	137:72	P64
24.11.08	145:60	P71	03.12.08	135:73	P64

Abb. 6: Täglich notierte Blutdruckwerte eines Patienten mit behandeltem Bluthochdruck.

Berechnungsbeispiel des Blutdruckdurchschnitts

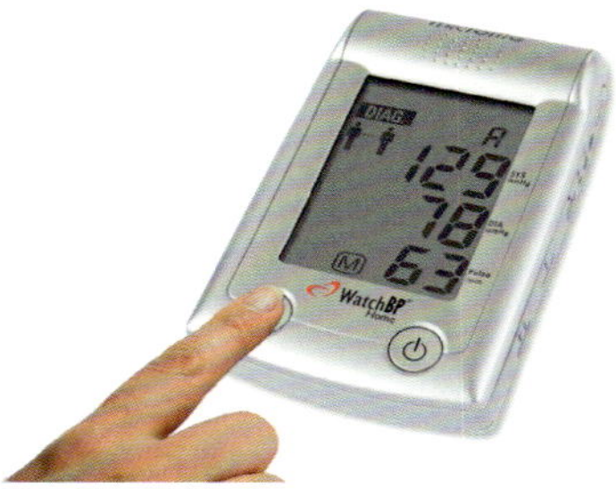

~~**Dienstag** 25.04.15~~	143/91 139/90 137/85 144/88	**Montag** 01.05.15	128/78 131/77 134/81 129/82
Mittwoch 26.04.15	136/95 140/84 149/88 149/99	**Dienstag** 02.05.15	-/- -/- 136/85 136/81
Donnerstag 27.04.15	137/91 142/89 -/- -/-	**Mittwoch** 03.05.15	138/91 139/90 137/85 144/88
Freitag 28.04.15	143/91 139/90 137/85 144/88	**Berechnung des Durchschnittswertes** **SYS = 2768:20=138** **DIA = 1738:20=87**	

Abb. 7: Der Durchschnittswert ist mit 138/87 mmHg erhöht.

Entscheidend ist der Durchschnitt aus allen Messungen; und den bekommen Sie nur durch eine automatische Datenspeicherung und Trendanalyse heraus. Lassen Sie sich ein Gerät verschreiben, das die Empfehlungen der Europäischen und Deutschen Hochdruckliga zur Auswertung der Messergebnisse berücksichtigt. Wie das funktioniert ist in Abbildung 7 dargestellt.

Unser Patient hat an 7 aufeinanderfolgenden Tagen den Blutdruck wie folgt gemessen:

Bei Rechtshändern erfolgt die Messung am linken Oberarm, bei Linkshändern am rechten. Wenn Ihr Hausarzt Seitenunterschiede festgestellt hat, so messen Sie an dem Arm mit dem höheren Blutdruckwert.

- Sie messen jeweils zweimal morgens und zweimal abends zwischen 6:00 bis 9:00 bzw. 18:00 bis 21:00 Uhr; bei Einnahme von Blutdrucksenkern jeweils vor Medikamenteneinnahme.
- Sie messen im Sitzen und lassen vor jeder Messung 1 Minute Ruhephase vergehen (bei bestimmten Geräten erfolgt dies automatisch).

- Sie messen an 7 aufeinanderfolgenden Tagen täglich zweimal morgens und zweimal abends.
- Der erste Tag mit Beginn der Selbstmessungen wird verworfen (bei bestimmten Geräten erfolgt dies automatisch), da die Werte am Anfang meist etwas höher sind als im Verlauf.
- Aus den Werten, im Beispiel von Mittwoch bis Mittwoch wird der systolische und diastolische Mittelwert gebildet.

In unserem Beispiel beträgt der Mittelwert für den systolischen Blutdruck 138 mmHg und für den diastolischen Blutdruck 87 mmHg. Auch diese Mittelwerte werden von dem Gerät automatisch gespeichert und bei Bedarf angezeigt.

Wichtig zu wissen

Bedeutet der in unserem Beispiel berechnete **Mittelwert von 138/87 mmHg bereits Bluthochdruck?**

Die Antwort ist eindeutig **ja!**
Häusliche Selbstmessungen sind niedriger als Messungen in der Arztpraxis.
Für die Blutdruckselbstmessung zu Hause gelten deshalb andere Grenzwerte.
Dauerhaft erhöhte Werte über **135 mmHg systolisch** oder über **85 mmHg diastolisch** bedeuten Bluthochdruck.

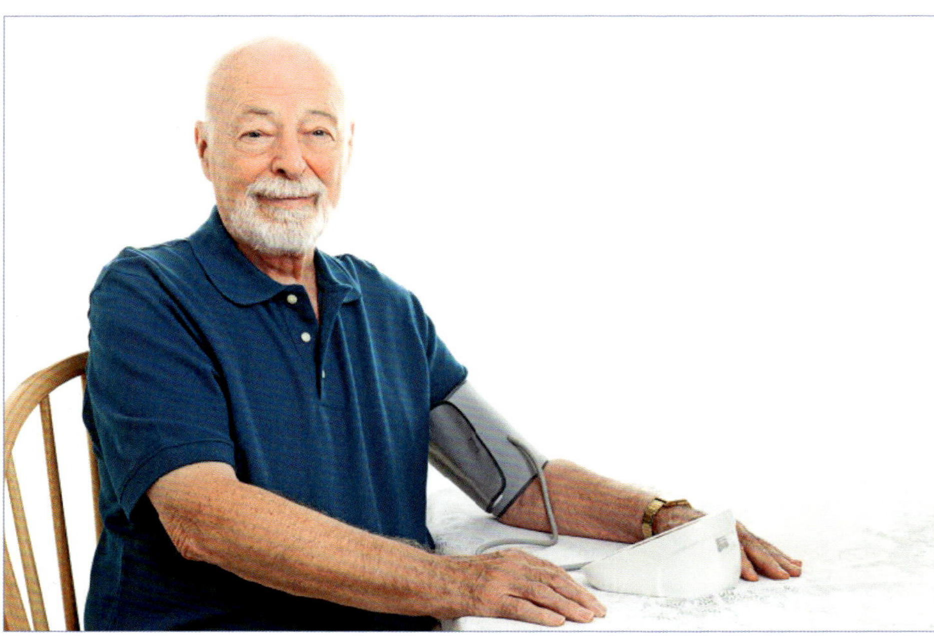

Optimale, normale und erhöhte Blutdruckwerte für häusliche Selbstmessungen. Es gelten die Mittelwerte über eine Woche!

- **Wochendurchschnitt kleiner 130/80 mmHg**
  Das ist ein **normaler** Blutdruck.
- **Wochendurchschnitt über 130/80 mmHg**
  Achtung, hier handelt es sich bereits um eine Vorstufe der Hypertonie. Bei entsprechender familiärer Belastung oder anderen Risikofaktoren sollte der Blutdruck jährlich kontrolliert werden.
- **Wochendurchschnitt über 135/85 mmHg**
  Es besteht eine **leichte Bluthochdruckform**. In Abhängigkeit von anderen Risikofaktoren reichen oft noch nicht-medikamentöse Maßnahmen aus.
- **Wochendurchschnitt über 150/95 mmHg**
  Es besteht eine **mittelschwere Bluthochdruckerkrankung**, in Abhängigkeit von anderen Risikofaktoren kann eine medikamentöse Behandlung angezeigt sein.
- **Wochendurchschnitt über 170/105 mmHg**
  Achtung: es besteht eine **schwere Bluthochdruckerkrankung**, kontaktieren Sie Ihren Arzt. Bei manchen Patienten ist eine sofortige medikamentöse Therapie angezeigt.

Achtung

Für die Einteilung zählt der höhere Wert. Bei einem Wert von zum Beispiel 140/78 fällt die Systole in den Bereich „leichte Hypertonie", die Diastole (kleiner 80 mmHg) ist aber normal. Der Patient hat demnach eine „leichte Hochdruckform".

Sollte sich aus der Langzeitblutdruckmessung oder aus Ihren Selbstmesswerten die Notwendigkeit einer Behandlung ergeben, so gilt: die Blutdruckwerte zu Hause so lange zu messen, bis sich die Werte komplett normalisiert haben.

Die Langzeitüberwachung von behandelten Hochdruckpatienten ist der wichtigste Anwendungsbereich der Selbstmessung. Nur mit der häuslichen Selbstmessung lassen sich Langzeitverläufe über Wochen, Monate und Jahre verfolgen.

Mit Ausnahme der Schwangerschaftshypertonie und besonders schweren Hochdruckfällen reicht es in der Regel, eine Woche vor dem nächsten Arztbesuch die Blutdruckwerte in oben beschriebener Weise zu messen, und aufzuzeichnen.

Fallbeispiel

Eine erfolgreiche Blutdruckeinstellung ist in der folgenden Abbildung 8 erläutert. Es handelt sich um einen Wochenbericht eines Patienten zu Behandlungsbeginn. Dargestellt sind die Mittelwerte für den systolischen und diastolischen Blutdruck, die in unserem Beispiel **141/91** mmHg betrugen. Es handelte sich also um eine **leichtgradige** Hochdruckform. Zusätzlich sind noch die maximalen und minimalen Blutdruckwerte im Wochenverlauf dargestellt.

A: Vor Behandlung

20.02.2003 - 27.02.2003

Statistics

	Sys	Dia	PP			HR	
Mean	141	91	50	mmHg	Mean	76	/min
Max:	169	107	68	mmHg	Max:	96	/min
Min:	121	78	32	mmHg	Min:	62	/min

B: Nach Behandlung

03.06.2003 - 10.06.2003

Statistics

	Sys	Dia	PP			HR	
Mean	127	69	58	mmHg	Mean	73	/min
Max:	135	70	66	mmHg	Max:	75	/min
Min:	120	69	50	mmHg	Min:	71	/min

Abb. 8: Wochen-Auswertungen eines Patienten mit leichter Hypertonie vor Therapiebeginn (20.02. bis 27.02.) und nach 4 Monaten Behandlung (03.03. bis 10.06.). Dargestellt sind Mittelwerte (Mean) sowie höchste (Max) und niedrigste (Min) Werte für systolischen Blutdruck (Syst), diastolischen Blutdruck (Diast), Blutdruckamplitude (siehe Seite 37) (PP) und Herzfrequenz (HR).

Nach 4 Monaten ist es zu einer kompletten **Blutdrucknormalisierung** gekommen. Die durchschnittlichen Blutdruckwerte betragen in der Woche vom 03. bis zum 10.06.2003 **127/69** mmHg.

Diese Art der Darstellung macht es auch für Ihren behandelnden Arzt einfacher den Erfolg seiner Behandlung abzulesen. Viele Patienten erstellen sich auch eigene Übersichten, mit denen sie vergleichbare Wochendurchschnitte und Langzeitverläufe erstellen können.

Was sind die häufigsten Fehler bei der Selbstmessung?

Leider zeigt die Erfahrung immer wieder, dass bei der Blutdruckmessung zu Hause eine Reihe von Fehlern gemacht wird.
Dies fängt bei dem Kauf eines ungeeigneten Gerätes an und hört bei der falschen Aufzeichnung auf. Um diese Fehler zu vermeiden, ist es neben der Lektüre dieses Buches sinnvoll an einem Schulungsprogramm für Hochdruckpatienten teilzunehmen. Solche Schulungsprogramme vermitteln neben den Hintergrundinformationen zum Thema *Bluthochdruck* wichtige Kenntnisse in Handhabung und Auswertung der häuslichen Selbstmessungen. Lassen Sie sich von Ihrem behandelnden Arzt ein entsprechendes Schulungszentrum empfehlen. Es lohnt sich auf jeden Fall (siehe Kapitel „Hilfe zur Selbsthilfe")!

Fallbeispiel

Wie man es nicht machen sollte:
Ein 45-jähriger Unternehmer stellte sich in meiner Sprechstunde zur Abklärung von Bluthochdruck vor. Er berichtete über deutlich erhöhte Blutdruckwerte von bis zu 180 mmHg systolisch bei der Selbstmessung. Auf Nachfragen, wie er denn diese hohen Werte ermittelt hätte, kam folgende Antwort:
„Ich habe so ein kleines Gerät zur Messung am Handgelenk. Das Gerät liegt in meinem Auto auf der Mittelkonsole. Immer wenn ich während einer Rotphase an einer Ampel halten muss, messe ich mal schnell den Blutdruck".

Wichtig zu wissen

Besuchen Sie ein Schulungsprogramm. Zur Erhöhung der Therapieerfolge erhalten Sie Hinweise zum Umgang mit Medikamenten, Anleitungen zur Durchführung der korrekten Selbstmessung, Informationen über den Einfluss der Ernährung auf den Blutdruck und vieles mehr.

Folgende Fehler treten häufig bei ungeschulten Patienten auf

- Messung am Handgelenk. Eine Messung mit Handgelenksgeräten wird von den Fachgesellschaften heute nicht mehr empfohlen, da die Messung in der Regel ungenauer ist.

- Die Messung erfolgt in einer dafür nicht geeigneten Umgebung, was zu einer stressbedingten Blutdruckerhöhung führen kann.
- Die erforderliche Ruhephase von 1 Minute vor jeder Messung wird nicht eingehalten.
- Unvollständige oder ungenaue Aufzeichnung der selbst gemessenen Blutdruckwerte führen vielfach zu falschen Einschätzungen. So passiert es häufig, dass von zwei gemessenen Blutdruckwerten nur der niedrigere Wert aufgeschrieben wird. Wenn nur die „besseren" Werte aufgeschrieben werden, erhält der behandelnde Arzt ein falsches Bild von der tatsächlichen Blutdrucksituation.

Wichtig zu wissen

Lassen Sie sich durch gelegentliche Ausreißer nicht verrückt machen; sie gehören – wie in den oben gezeigten Beispielen eindrücklich zu sehen – zu dem normalen Schwankungsbereich des Blutdrucks. Der Durchschnitt sollte unter 135/85 mmHg liegen.

Zum Schluss noch ein Hinweis, warum die Blutdruckselbstmessung nicht für jeden Patienten geeignet ist

Bei krankhaft ängstlichen Patienten, die sich zu viele Sorgen um ihren Blutdruck machen, kann die Blutdruckselbstmessung schädlich sein.
Immer wieder kommt es vor, dass aufgrund einzelner erhöhter Blutdruckwerte Angstgefühle entstehen, die mit dem damit verbundenen Stress zu immer weiter ansteigenden Blutdruckwerten führen. Nicht selten landen solche Patienten nachts in der Notaufnahme des Krankenhauses, weil ihre Angstreaktion den Blutdruck bis auf Werte weit über 200 mmHg hochgetrieben hat. Solchen Patienten würde ich von einer Blutdruckselbstmessung abraten. Eine Alternative sind wiederholte Messungen unter Ruhebedingungen beim Hausarzt oder eine Langzeitblutdruckmessung.

Hausaufgabe 1

Ich lasse mir ein geprüftes Oberarmgerät mit Speicherfunktion rezeptieren und messe jeweils zweimal morgens und zweimal abends für eine Woche.
Dauerhaft erhöhte Werte über **135 systolisch** oder über **85 mmHg diastolisch** im Wochenschnitt bedeuten Bluthochdruck.
Bei längerfristiger Beobachtung unter Behandlung messe ich jeweils in der Woche vor meinem nächsten Arztbesuch und bringe die Wochenstatistik mit.

3 Wie ist mein Risiko für Herzinfarkt und Schlaganfall?

So kann ich es selbst bestimmen

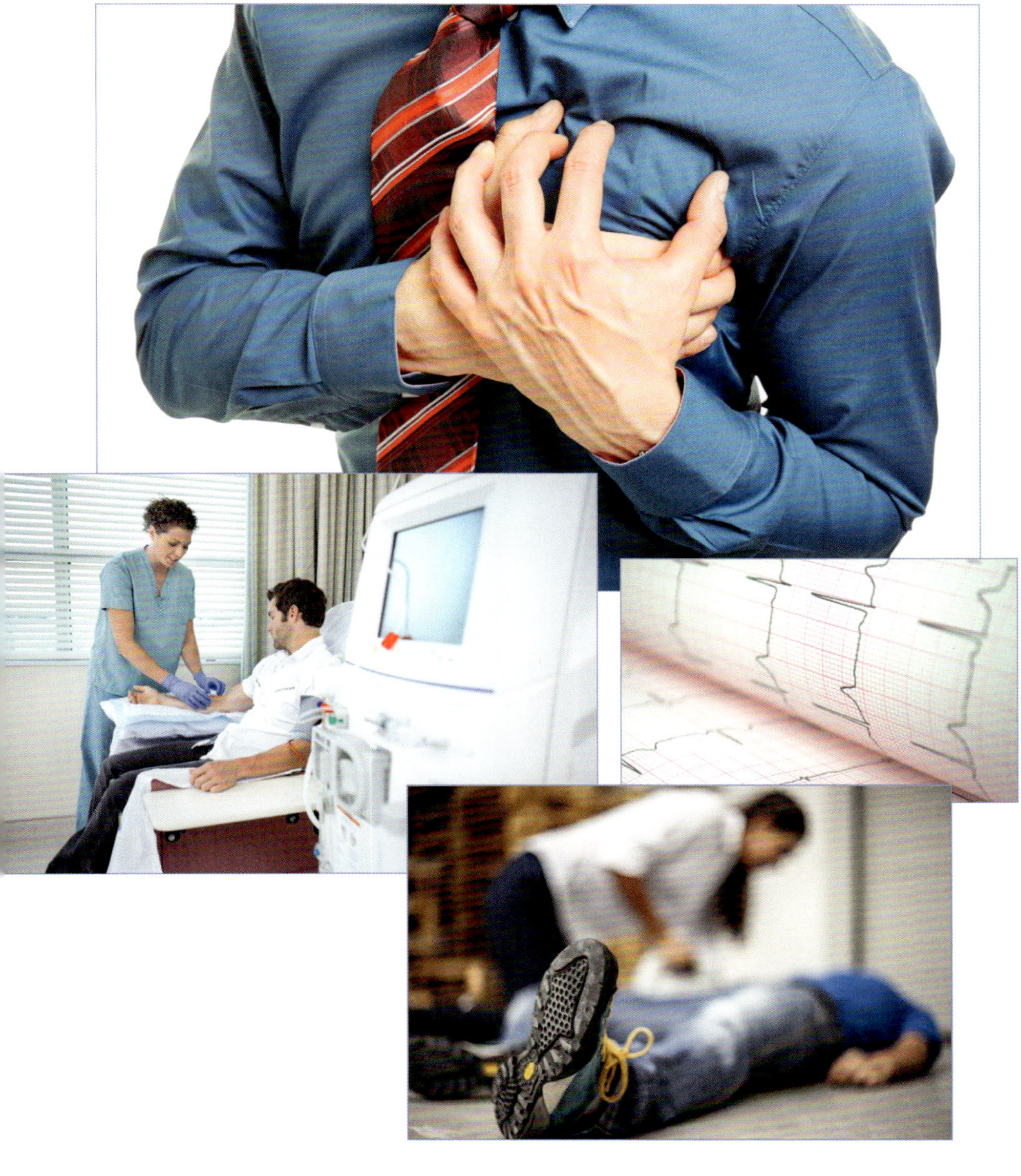

Wo es Risiken gibt, gibt es erfahrungsgemäß auch Chancen. Wie also sind Ihre Chancen einen Organschaden oder eine Behinderung, wie zum Beispiel Schlaganfall, zu vermeiden? Sehr gut, wenn Sie aufmerksam dieses Kapitel über Risiken und Chancen lesen!

Wenn es im Leben um Risiken geht, gibt es auch immer jemanden, der Sie dagegen versichern möchte. Wenn Sie eine Lebensversicherung abschließen wollen, so müssen Sie bei den Gesundheitsfragen des Versicherers immer die Frage nach dem Blutdruck beantworten. Tatsächlich waren es 1925 amerikanische Lebensversicherungen, die die Beziehung zwischen Höhe des Blutdrucks und einer verringerten Lebenserwartung statistisch nachgewiesen haben.

Diese Statistiken werden weiterhin von den Lebensversicherungen geführt. In der nachstehenden Abbildung ist dargestellt, wie sich der Anstieg des Systolischen Blutdrucks auf das Herzinfarktrisiko bei 30- bis 59-Jährigen auswirkt.

Diese Tatsache sollte jedoch nicht nur die Lebensversicherungen interessieren, sondern auch Sie als betroffenen Hochdruckpatienten.

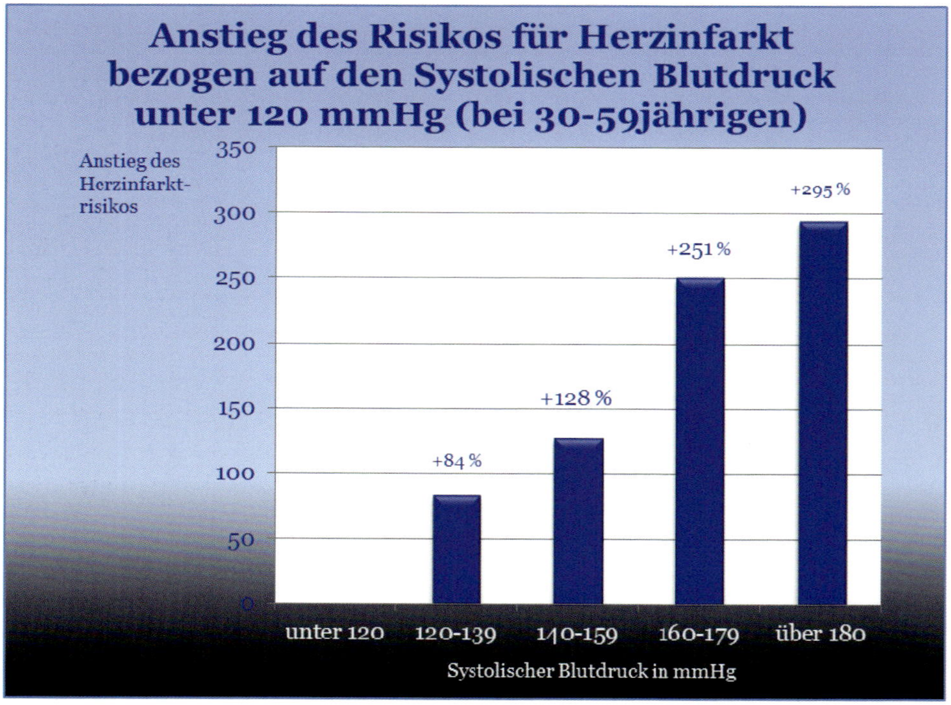

Abb. 9

Die umfangreichsten Zahlen zur Beziehung zwischen Bluthochdruck und Risiko liegen uns aus einer groß angelegten amerikanischen Bevölkerungsstudie, der Framingham-Studie, vor. In dieser Untersuchung wurden Einwohner der Stadt Framingham seit den 60er Jahren regelmäßig auf Risiken für Herz-Kreislauf-Erkrankungen untersucht. Die in diesem Kapitel genannten Zahlen stammen zum großen Teil aus dieser seit über 50 Jahren laufenden Bevölkerungsuntersuchung. Von den Teilnehmern der Studie wissen wir, dass neben dem Bluthochdruck auch zu hohes Cholesterin oder Zigaretten rauchen für unsere Herzkranzgefäße extrem schädlich sind. Haben Sie neben dem Risikofaktor Bluthochdruck noch zwei weitere Risikofaktoren, so kommt es nicht nur zu einer leichten Erhöhung, sondern zu einer Verzehnfachung des Risikos.

Welche Organe werden durch hohen Blutdruck geschädigt?

Dauerhaft erhöhte Blutdruckwerte führen zu Schädigungen am Herzen, an den großen und an den kleinen Blutgefäßen.

Folgen an der Pumpe (Herz)

Unsere Herz-Kreislauf-Pumpe, das Herz, muss jeden Tag eine enorme Leistung vollbringen. Es pumpt täglich ca. 9000 Liter Blut in alle Gefäße und Organe.
Diese Leistung kann unsere Pumpe auf Dauer nur erbringen, wenn sie unter optimalen Bedingungen arbeiten kann. Unter optimalen Bedingungen arbeitet das Herz bei einem Blutdruck von 120/70 mmHg. Bei einer Blutdruckerhöhung auf zum Beispiel 170/100 mmHg muss das Herz andauernd gegen einen deutlich höheren Druck arbeiten. Die Folgen dieses Pumpens unter hohem Druck entwickeln sich nur allmählich über Jahre.

Die erste Folge einer zu hohen Druckbelastung des Herzens ist, wie beim Gewichtheben, eine Zunahme der Muskelmasse des Herzens. Wenn Ihr Blutdruck über lange Jahre sehr hoch ist, kann es zu einer Verdoppelung des Herzgewichtes von 200 auf 400 g kommen. Wir sprechen in diesem Falle von einer sogenannten Verdickung des Herzmuskels. Ihr Arzt kann eine solche Wandverdickung zum Beispiel im EKG oder beim Herzultraschall feststellen.

Der lang bestehende Bluthochdruck ist sehr viel häufiger Auslöser einer konzentrischen Herzverdickung, bei der das Herz zwar noch normal groß ist und sich normal zusammenzieht, aber nicht mehr unter optimalen Bedingungen arbeitet. Patienten mit einer Verdickung der Herzwände klagen häufig über Luftnot bei stärke-

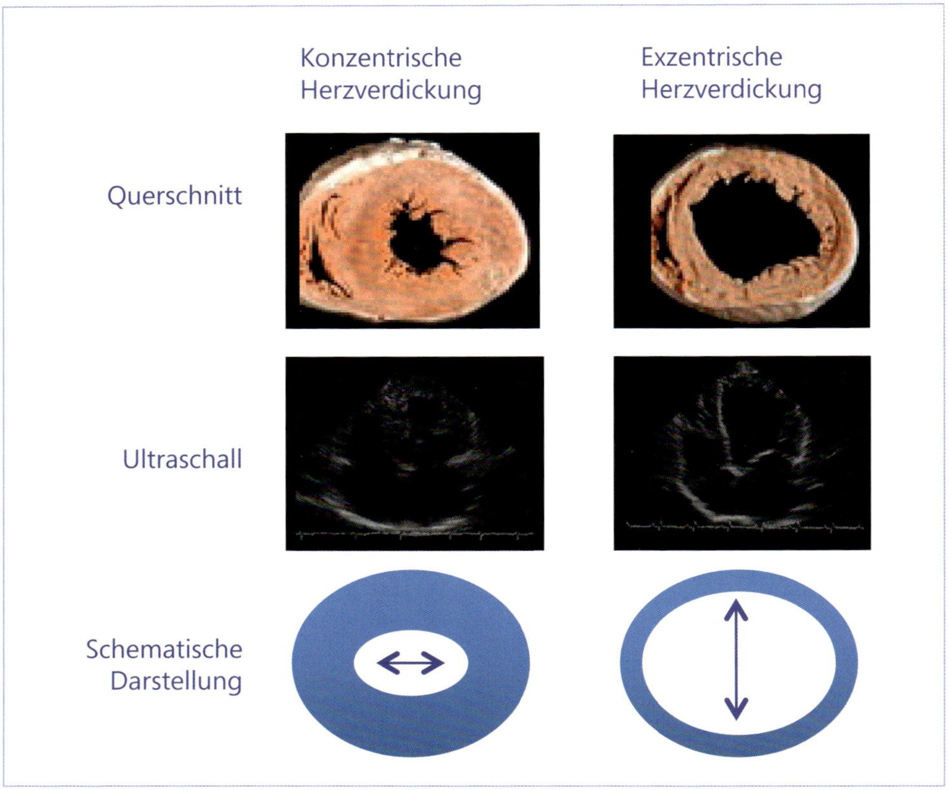

Abb. 10: Unterscheiden lässt sich die Herzverdickung in „konzentrisch" und „exzentrisch".
Bei der konzentrischen Form bleibt der Umfang des Herzens gleich, jedoch verdickt sich die Wand nach innen.
Bei der exzentrischen Herzverdickung weitet sich der Innenraum des Herzen und es erfolgt ein Dickenwachstum nach außen. Das Herz vergrößert sich krankhaft und pumpt nicht mehr so gut.

ren Belastungen. Auch Herzrhythmusstörungen, wie zum Beispiel Vorhofflimmern, beobachten wir bei Herzverdickung.

Das Vorhofflimmern ist eine typische Folgeerkrankung von unbehandeltem Bluthochdruck. Es handelt sich um eine unregelmäßige Herzfrequenz aufgrund von krankhaften Impulsen aus verschiedenen Bereichen der Vorhöfe.

Die Vorhöfe können bei Vorhofflimmern zwischen 200 und 600 Schläge pro Minute aufweisen. Auch wenn das Vorhofflimmern üblicherweise nicht sofort lebensbedrohend ist, kann es ohne Behandlung zu einem Schlaganfall führen.

Fallbeispiel

Eine 70-jährige Patientin stellt sich mit einem Blutdruck von 170/80 mmHg in der Hochdruck-Ambulanz vor. Es handelt sich – wie wir in der Einleitung besprochen haben – um eine isolierte systolische Hypertonie. Sie raucht nicht, hat keine Blutzuckererkrankung und hatte bislang in ihrer Krankheitsgeschichte noch keine Herz-Kreislauf-Erkrankung.
Im EKG stellen wir ein Vorhofflimmern fest, welches die Patientin bislang noch nicht bemerkt hatte. Im Ultraschall des Herzens können wir eine Verdickung der Wände des Herzmuskels feststellen.

Wie hoch ist das Risiko dieser Patientin in den nächsten 10 Jahren einen Schlaganfall zu erleiden?

Wir berechnen das Schlaganfallrisiko:
Für unsere Patientin ergibt sich ein Risiko von 42% (!) in den nächsten 10 Jahren einen Schlaganfall zu erleiden. Haben wir eine Chance dieses sehr hohe Schlaganfallrisiko zu verringern? Ja, durch eine konsequente Senkung des Blutdrucks auf normale Werte. Eine dauerhafte Blutdrucksenkung auf Werte von 130/70 mmHg wird nach 1–2 Jahren zu einer Verminderung der Herzwanddicke führen. Möglicherweise kann auch das Vorhofflimmern im Verlauf der Behandlung beendet werden. Durch die Summe aller Maßnahmen können wir am Ende das Schlaganfallrisiko auf 6% verringern.

Wird hoher Blutdruck im Stadium der Herzwandverdickung nicht konsequent behandelt, so kann es im weiteren Verlauf zu einer allmählichen Vergrößerung der linken Herzkammer kommen. Im schlimmsten Fall kommt es sogar zu einer deutlich verringerten Pumpleistung (Abb. 10). Es entsteht das Bild der Herzmuskelschwäche mit Folgen wie starker Luftnot bei alltäglichen Belastungen und Gefahr des plötzlichen Herztodes. Durch eine rechtzeitige Behandlung kann ein Patient heute eine normale körperliche Belastbarkeit im Alltag und beim Sport wieder erlangen.

Folgen des Bluthochdrucks an den großen Gefäßen

Unsere Pumpe Herz transportiert mit jedem Schlag das Blut in die große Körperschlagader (Aorta), die Herzkranzgefäße, die Halsschlagadern, die Nierenarterien, die Bauchschlagader und die Beinarterien (siehe Abb. 12). Diese Arterien werden als große Gefäße des Herz-Kreislaufs bezeichnet. Bei einer dauerhaften, unbehandelten Blutdruckerhöhung wird die Wand dieser Gefäße auf Dauer geschädigt.

Diese Schädigung spielt sich auf zwei Weisen ab:

1. Bildung von sogenannten „Plaques" (Gefäßverkalkungen)
2. Elastizitätsverlust der Gefäße

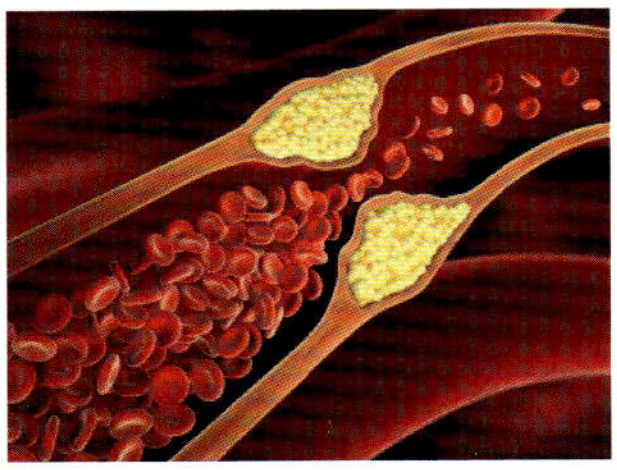

Abb. 11: Gefäß mit großem Plaque und drohendem Verschluss

1. Die Gefäßverkalkung tut zunächst einmal nicht weh und Sie merken sie in den Anfangsstadien überhaupt nicht. Erst wenn die Gefäßverkalkung zu einer sehr starken Verengung oder zu einem plötzlichen Verschluss durch ein Blutgerinnsel führt, kommt es zu typischen Krankheitsbildern, wie:
   - Brustenge oder Herzinfarkt durch Verstopfung der Herzkranzgefäße
   - Schlaganfall durch Verstopfung der Halsschlagadern
   - Schaufensterkrankheit durch Verstopfung der Beingefäße

2. Wenn die großen Gefäße durch Bluthochdruck ihre Elastizität verlieren, so kommt es zur Ausbildung von sogenannten „Aneurysmen", das sind sackförmige Erweiterungen der Gefäße, welche sich bei Bluthochdruck zum Beispiel in der großen Körperschlagader (Aorta) und in den Hirngefäßen bilden.

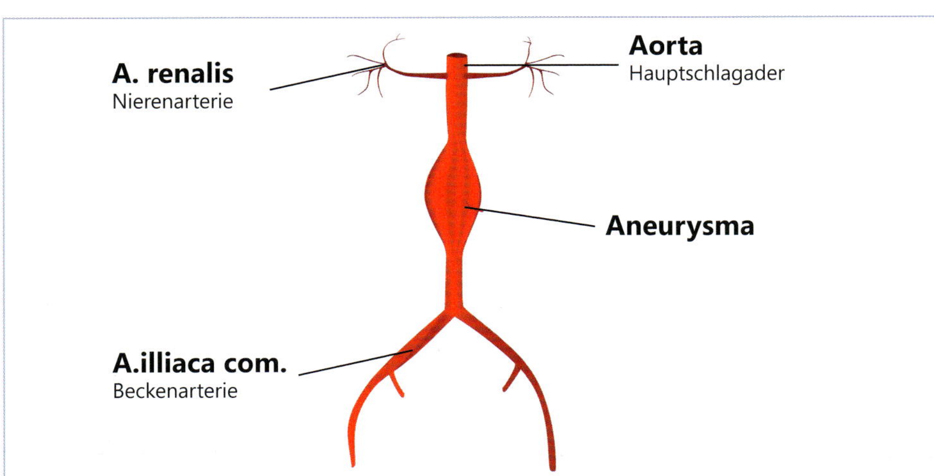

Abb. 12: Gefäß mit sackförmiger Erweiterung, einem Aneurysma der Aorta im Bauchbereich

Ab einer bestimmten Größe können diese Aneurysmen plötzlich platzen, ein lebensbedrohlicher Zustand! Das Wachstum der Aneurysmen bis zum Platzen hängt ganz wesentlich von der Höhe des Blutdrucks ab. Bei optimalem Blutdruck können wir das Wachstum der Aneurysmen aufhalten und somit eine Operation verhindern.

Folgen an den kleinen Blutgefäßen

Das Blut fließt vom Herzen in die große Körperschlagader, dann in die großen Blutgefäße und am Ende in die kleinsten Gefäße von Auge, Hirn, Nieren und Beckenorgane.
Da bei Bluthochdruck der Druck auch in diesen kleinsten Gefäßen permanent erhöht ist, werden auch diese Gefäße geschädigt. Sie verengen sich oder verschließen sich komplett.

Mögliche Krankheitsbilder sind:

- Sehverschlechterung (kleine Augengefäße)
- Schlaganfall (kleine Hirngefäße)

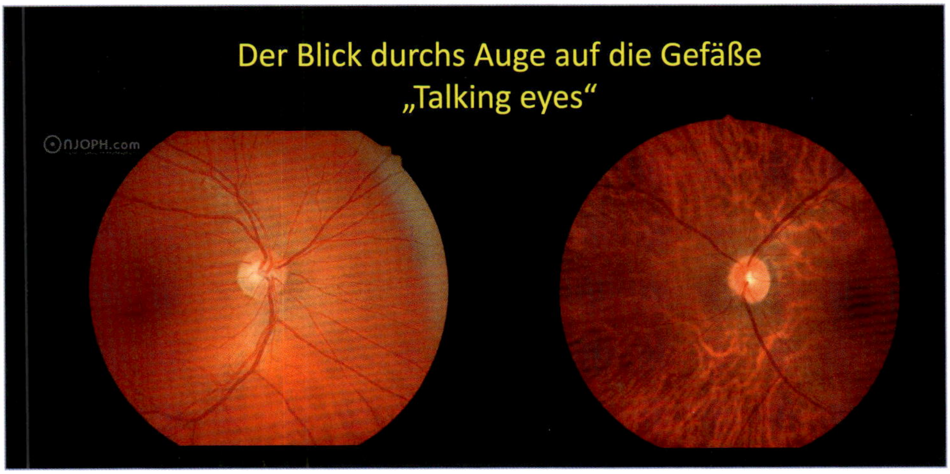

Abb. 13: „Talking eyes"-Untersuchung bei einem Gesunden, links (Diagnose: Regelrechte retinale Gefäße, 49 J., Blutdruck: 126/76 mmHg = normal; Risikofaktoren: keine) und einem Patienten mit Bluthochdruck, rechts (Diagnose: Generalisierte Einengung bei hypertensiver Retinopathie, 50 J. Deutliche mikroangioapathische Veränderungen der retinalen und ciliaren Gefäße. Risikofaktoren: Hypertonus, Herzinfarkt Jahr 1997, Schlaganfall im Jahr 1997). (Mit freundlicher Genehmigung: Michelson, Georg, Prof. Dr. med., Talking eyes, Erlangen)

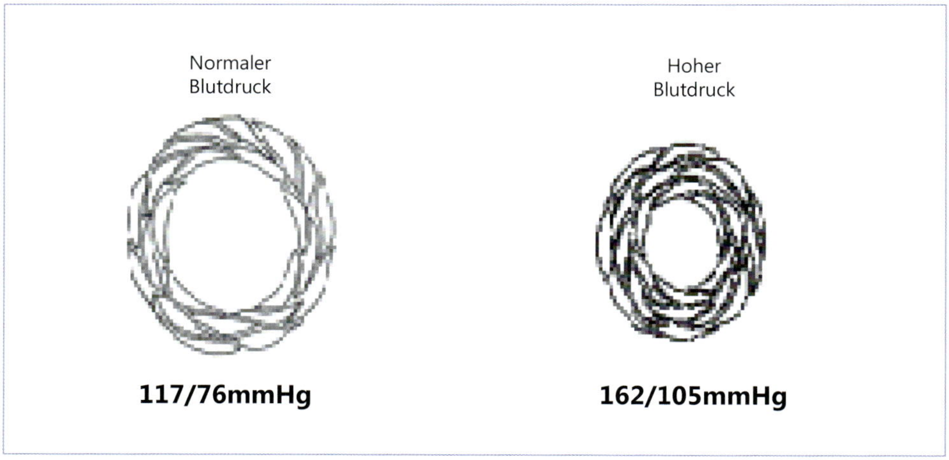

Abb. 14: Arterie eines Gesunden mit normalem Blutdruck (links). Die Wand ist nicht verdickt, die Blutdruckregulation in Ordnung.
Beim Hochdruckpatienten (rechts) ist die Wand verdickt und das Gefäß verengt. Die Blutdruckregulation funktioniert nicht mehr.

- starke Nierenschwäche bis hin zur Notwendigkeit der Blutwäsche (kleine Nierengefäße)
- bei Männern häufig Impotenz
- bestimmte Formen der Demenz (können durch Schädigungen der kleinen Hirngefäße verursacht werden)

Wichtig zu wissen

Unentdeckt und unbehandelt kann hoher Blutdruck zu Schlaganfall, Herzversagen, Nierenversagen, Sehverschlechterung, Demenz oder Impotenz führen.

Glücklicherweise kommt es natürlich nicht bei jedem Hochdruckpatienten zu solchen schlimmen Folgen. Dies liegt zum einen daran, dass die Mehrzahl der Hochdruckpatienten nur eine milde Form der Hypertonie haben. Zum anderen hängt das Herz-Kreislauf-Risiko, wie bereits oben erwähnt, nicht nur vom Blutdruck ab, sondern von weiteren Risikofaktoren. Diese finden Sie in der folgenden Tabelle:

Ermittlung des persönlichen Herz-Kreislauf-Risikos:
Die Höhe des Blutdrucks (s. Seite 21) sowie Risikofaktoren aus Tabelle 1 ergeben das 10-Jahres-Risiko für eine schwere Herz-Kreislauf-Erkrankung im Vergleich zu einer gesunden Person („Durchschnitt").

Tab. 1: Herz-Kreislauf-Risiko abhängig von Blutdruck und weiteren Risikofaktoren

Heimmessung	Normal	Vorstufe Hypertonie	Leichte Hypertonie	Mittlere Hypertonie	Schwere Hypertonie
Keine Risikofaktoren	**Durch-schnitt**	**Durch-schnitt**	**Niedriges Risiko**	**Moderates Risiko**	**Hohes Risiko**
1–2 Risikofaktoren	**Niedriges Risiko**	**Niedriges Risiko**	**Moderates Risiko**	**Moderates Risiko**	**Sehr hohes Risiko**
> = 3 Risikofaktoren, oder Diabetes oder Organschaden	**Moderates Risiko**	**Hohes Risiko**	**Hohes Risiko**	**Hohes Risiko**	**Sehr Hohes Risiko**
Bereits eingetretene Herz-Kreislauf-Erkrankung	**Hohes Risiko**	**Sehr hohes Risiko**	**Sehr hohes Risiko**	**Sehr hohes Risiko**	**Sehr hohes Risiko**

Faktoren, die die Prognose beeinflussen

- Risikofaktoren: Rauchen, Fettstoffwechselstörung, familiäre Belastung, Bauchfettleibigkeit (Bauchumfang M ≥ 102 cm, W ≥ 88 cm)
- Diabetes oder Organschaden an Pumpe oder Gefäßen: z. B. Herzwandverdickung, Gefäßverkalkung, leichte Nierenschwäche
- Bereits eingetretene Herz-Kreislauf-Erkrankung: z. B. Schlaganfall, Herzinfarkt, Koronare Herzerkrankung, Herzmuskelschwäche, Schaufensterkrankheit, Dialyse, Erweiterung der Aorta (Aneurysma)

Wie gehen Sie praktisch vor?

Wie im ersten Kapitel schon beschrieben messen Sie zunächst Ihren Blutdruck mit einem Heimmessgerät für 7 Tage, zwei Mal morgens und zwei Mal abends und ermitteln den Durchschnittswert. Ihre weiteren Risikofaktoren ermitteln Sie aus der Tabelle. Wenn Sie unsicher sind, fragen Sie bei Ihrem nächsten Arztbesuch, welche Risikofaktoren neben Bluthochdruck bei Ihnen vorhanden sind. Anhand der vorangegangenen Tabelle können Sie Ihr Risiko für das Auftreten einer Herz-Kreislauf-Erkrankung, gegenüber einer gesunden Person, ablesen.

Nehmen wir ein praktisches Beispiel

Ein Patient hat zu Hause über eine Woche einen durchschnittlichen Blutdruck von 140/90 mmHg ermittelt. Es handelt sich um eine leichtgradige Blutdruckerhöhung. Als zusätzlicher Risikofaktor liegt ein Diabetes, also eine Blutzuckererhöhung, vor.

Die Kombination aus leichter Hypertonie und Diabetes ist mit einem hohen Risiko für die Entwicklung einer Herz-Kreislauf-Erkrankung in den nächsten 10 Jahren verbunden. Ähnlich gehen Sie bei anderen Blutdruckwerten und anderen Risikofaktoren vor.

Tab. 2: Beispiel für Patienten mit leichter Hypertonie und weiteren Risikofaktoren

Heimmessung	Normal	Vorstufe Hypertonie	Leichte Hypertonie	Mittlere Hypertonie	Schwere Hypertonie
Keine Risikofaktoren	Durchschnitt	Durchschnitt	Niedriges Risiko	Moderates Risiko	Hohes Risiko
1–2 Risikofaktoren	Niedriges Risiko	Niedriges Risiko	Moderates Risiko	Moderates Risiko	Sehr hohes Risiko
> = 3 Risikofaktoren, oder Diabetes oder Organschaden	Moderates Risiko	Hohes Risiko	Hohes Risiko	Hohes Risiko	Sehr Hohes Risiko
Bereits eingetretene Herz-Kreislauf-Erkrankung	Hohes Risiko	Sehr hohes Risiko	Sehr hohes Risiko	Sehr hohes Risiko	Sehr hohes Risiko

Sie sehen aus der Risikotabelle 2, dass Personen mit optimalem oder normalem Blutdruck ohne weitere Risikofaktoren kein erhöhtes Risiko für eine Herz-Kreislauf-Erkrankung haben. Das ist genau Ihr Ziel!

Wichtig zu wissen

Bei einer dauerhaften Normalisierung Ihrer Blutdruckwerte und Vermeidung weiterer Risikofaktoren durch Lebensstiländerungen können Sie Ihr Risiko dauerhaft und nachhaltig senken.

Ein paar Hausaufgaben können Sie nicht selber erledigen. Hierzu benötigen Sie Informationen von Ihrem behandelnden Arzt.
Die wissenschaftlichen Fachgesellschaften wie die Deutsche Hochdruckliga empfehlen abhängig von der ersten Untersuchung folgende weiterführende Untersuchungen:

- EKG
- Belastungs-EKG
- Blutwerte wie z. B. Nierenwerte, Blutzucker, Cholesterin
- Urinprobe auf Eiweiß
- Ultraschall der Halsschlagadern, des Herzens und der Bauchaorta

Zum Schluss dieses Kapitels noch ein oft besprochenes Thema

Welcher Druck ist eigentlich der wichtigere? Die Systole oder die Diastole?

Hätten Sie uns zu Beginn unserer Ausbildung gefragt, so wäre die Antwort eindeutig der untere Wert, nämlich die Diastole gewesen.

Die meisten Studien mit Blutdrucksenkern haben sich bis in die 90iger Jahre fast nur mit dem diastolischen Blutdruck beschäftigt. Inzwischen weiß man aber, dass der obere Wert genauso aussagekräftig wie der untere Wert ist. Bei älteren Patienten spielt häufig der obere Wert die entscheidende Rolle. Es hängt bei Systole und Diastole natürlich auch von der Dauer und vom Schweregrad des Hochdrucks ab (siehe Einleitung und Tab. 1).

Einen Wert, den wir bislang noch nicht besprochen haben, ist die sogenannte „Blutdruckamplitude". Die Blutdruckamplitude ist der Unterschied zwischen systolischem und diastolischem Blutdruck. Bei der häufigsten Bluthochdruckform, der isolierten systolischen Hypertonie des älteren Patienten, besteht in der Regel eine hohe Blutdruckamplitude z. B. 160/70 mmHg, die Blutdruckamplitude beträgt 90 mmHg.

Bei den selteneren isolierten diastolischen Hochdruckformen wie zum Beispiel 140/100 mmHg haben wir eine kleine Blutdruckamplitude (40 mmHg).

Wichtig zu wissen

Je kleiner die Blutdruckamplitude (Abstand zwischen oberem und unterem Wert) , desto geringer das Herz-Kreislauf-Risiko. Von einer erhöhten Blutdruckamplitude sprechen wir ab einem Wert von 50 mmHg. Es sind also alle drei Werte, die Systole, die Diastole und die Blutdruckamplitude gleich wichtig zur Abschätzung Ihres persönlichen Herz-Kreislauf-Risikos.

Hausaufgabe 2

Ich bestimme anhand meiner selbst gemessenen Blutdruckwerte und der Anzahl der Risikofaktoren oder Begleiterkrankungen mein persönliches Herz-Kreislauf-Risiko.
Ich frage meinen Arzt nach bereits eingetretenen Schäden an Herz, Gefäßen oder Nieren.

4 10 000 Schritte und 10 Etagen jeden Tag

So geht's ohne Medikamente

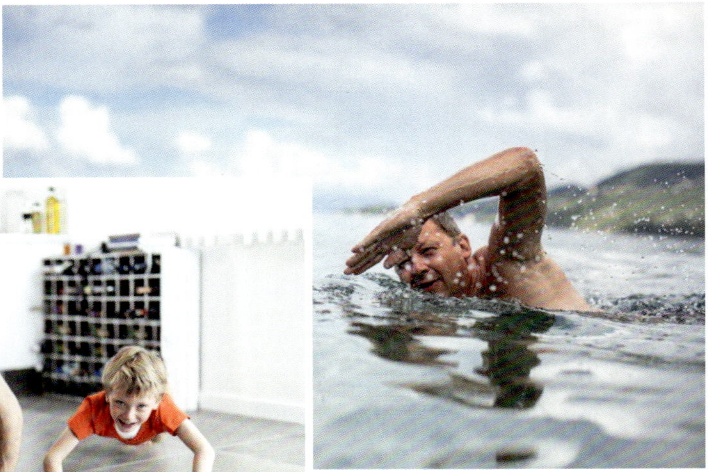

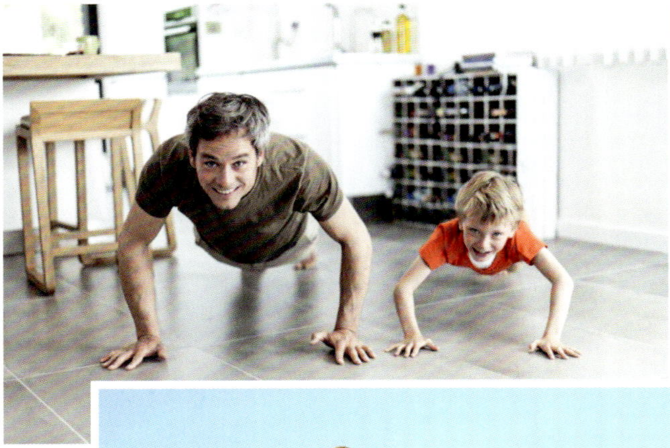

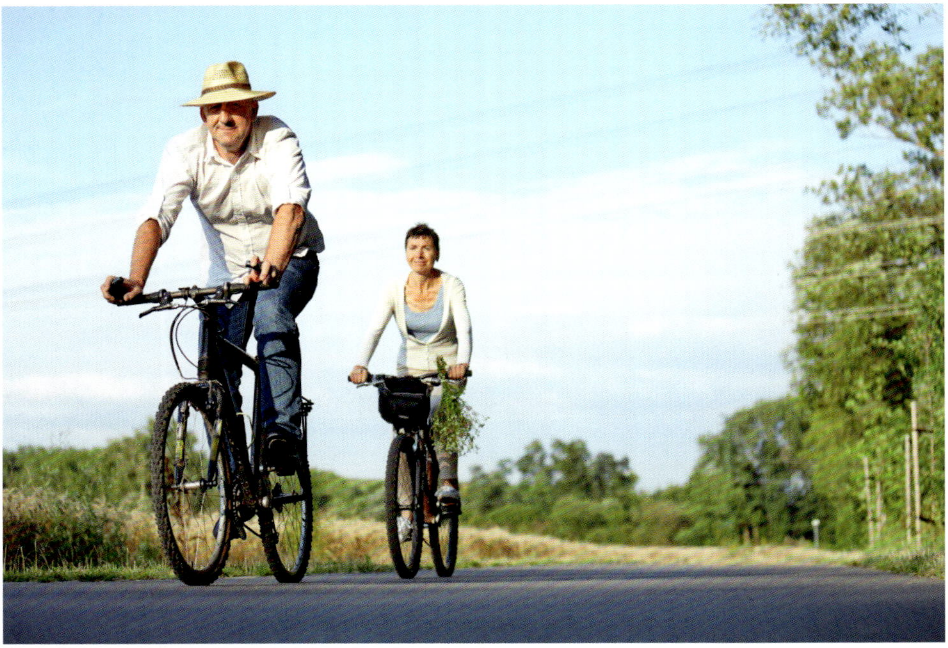

Lassen Sie sich nicht von den üblichen Sportempfehlungen abschrecken, wenn Sie bisher noch nicht so aktiv waren. Drei- bis fünfmal in der Woche 30–60 Minuten Sport mag optimal sein, aber wichtiger ist noch, was Sie in den restlichen ca. 165 Stunden der Woche machen. Tägliche Bewegungshäppchen von wenigen Minuten helfen Ihnen schon, den Blutdruck zu senken oder hohem Blutdruck vorzubeugen.

Schon ein Minimalprogramm von 10 Etagen zusätzlich pro Tag zu steigen hilft nachgewiesenermaßen. Beim Treppensteigen verbrennt man mehr Kalorien als beim gemächlichen Joggen. Zusätzlich hilft ein richtig durchgeführtes Krafttraining. Die zweite Hausaufgabe ist, tagsüber nie länger als eine Stunde ununterbrochen zu sitzen oder zu liegen. Schon kurzes Aufstehen hilft, das Ausmaß der Inaktivität ist ein eigener Risikofaktor für den Blutdruck. Das mag überraschen, aber auch eine Stunde Sport täglich hilft nicht immer, wenn ansonsten stundenlanges Sitzen oder Liegen folgt (Computer oder Fernsehen). Das gilt nicht nur für die Freizeit sondern auch für das Berufsleben. Stehen Sie auf beim Telefonieren. Gehen Sie – wenn möglich – zu Ihren Kollegen statt Emails zu schreiben. Erledigen Sie Ihre Büroarbeit am Stehpult, Stehen verbraucht mehr Kalorien als Sitzen.

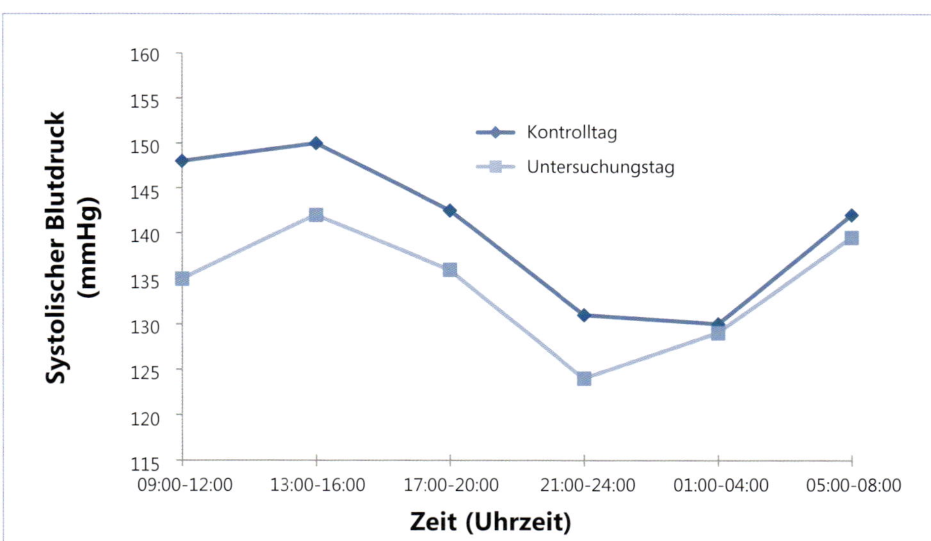

Abb. 15: Die Grafik zeigt, dass regelmäßige körperliche Aktivität und Sport den Blutdruck akut und langfristig senken können. Schon nach einer einmaligen körperlichen Belastung von 45 Minuten bei etwa ⅔ der maximalen Leistungsfähigkeit sank bei einer Untersuchungsgruppe der durchschnittliche systolische Blutdruck um mehr als 10 mmHg. Insgesamt war die Blutdrucksenkung über 12 Stunden nachweisbar. Durch Bewegung weiten sich die Gefäße, diese Fähigkeit wird durch ein langfristiges Sporttreiben „trainiert", so dass es zu einer dauerhaften Blutdrucksenkung kommt.

Der nächste „Schritt“: Kaufen Sie sich einen Schrittzähler. Egal von welchem Startpunkt Sie loslegen, steigern Sie Ihre Schrittzahl um 3000 Schritte pro Tag. Das Fernziel sollte eine Schrittzahl von 10 000 Schritten pro Tag sein, das senkt den Blutdruck noch stärker. Auch die Wahrscheinlichkeit, bei 10 000 Schritten täglich eine Zuckerkrankheit (Diabetes mellitus) zu entwickeln, liegt bei fast null. Körperlich inaktive Bluthochdruckkranke insbesondere bei Übergewicht sind hier besonders gefährdet.

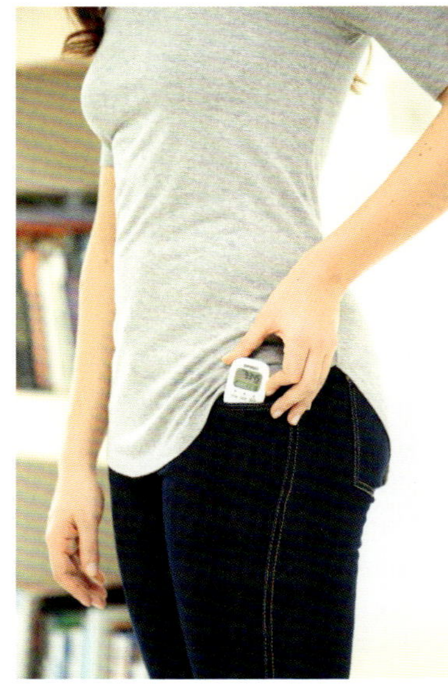

Nicht nur Ausdauer – auch Kraft- und Koordinationstraining

Aus gesundheitlichen Gründen werden meist Sportformen wie schnelles Gehen, Laufen oder Fahrradfahren empfohlen. Die blutdrucksenkende Wirkung dieser ausdauerbasierten Aktivitäten ist am besten nachgewiesen. Ab einem Alter von etwa 30 Jahren verlieren wir jedoch alle etwa 1% unserer Muskelmasse pro Jahr, wenn wir nicht gegensteuern. Der Muskel wirkt wie eine chemische Fabrik, er produziert Stoffe und hormonähnliche Substanzen, die gut für Stoffwechsel und Gefäße sind. Lange dachte man, dass ein Krafttraining bei Bluthochdruck gefährlich ist und hat es infolgedessen generell verboten. Heute wissen wir, dass das nur für intensive Belastungen mit Pressatmung gilt. Alle Kräftigungsübungen, bei denen man ruhig ausatmen kann, sind in der Regel unbedenklich. Bauen Sie Übungen mit dem eigenen Körpergewicht in den Tagesablauf ein. Leichte Kniebeugen beim Zähneputzen, Anheben des Körpers aus dem Sitzen durch Abdrücken von den Armlehnen (Dips) oder Liegestütze gegen die Wand, später am Tisch (Vorsicht fester Stand!) und schließlich am Boden (evtl. mit den Knien am Boden) sind Belastungen wie sie im Fitnessstudio erreicht werden. Aber auch Übungen mit Kleingeräten (z. B. Mineralwasserflaschen) wie Armbeugen, Abspreizen der gestreckten Arme oder Strecken im Ellbogen nach hinten/oben lassen sich in den Alltag integrieren. Alles ohne Pressatmung!

Koordinations- und Gleichgewichtsübungen fördern die Beweglichkeit und verhindern Stürze. Stellen Sie sich regelmäßig auf ein Bein oder auf die Zehenspitzen. Schreiben Sie mit einem Bein Kreise oder Achten in die Luft. Nehmen Sie mal wieder einen Ball und werfen Sie ihn sich mit einem Partner oder einer Partnerin gegenseitig zu, spielen Sie Federball. Diese Übungen helfen natürlich am ehesten denen als Start, die vorher sehr inaktiv waren und möglicherweise schon etwas älter sind.

Was ist zu tun, bevor es los geht?

Im Alltag kann man die Aktivität in der Regel gefahrlos steigern. Menschen mit hohem oder hochnormalem Blutdruck sollten mit dem behandelnden Arzt über ihre Pläne sprechen, bevor sie mit dem Sport neu starten. Aber auch völlig Gesunde, die lange völlig inaktiv waren, sollten untersucht werden. Das Minimum sind körperliche Untersuchung und ein Belastungs-EKG mit Blutdruckmessung nach Maßgabe des betreuenden Hausarztes. Suchen Sie Gleichgesinnte, vielleicht lohnt es sich auch im Sportverein oder Fitnessstudio entsprechende Angebote zu prüfen. In einigen Bundesländern gibt es das „Rezept für Bewegung", hier können Sie geeignete Sportangebote auch bei Bluthochdruck finden. Oft ist am Anfang eine spezielle Ausrüstung gar nicht notwendig. Zügiges Gehen ist auch in Freizeitkleidung möglich. Später empfehlen sich Laufschuhe, die vom Fachmann angepasst werden. Diese müssen gar nicht unbedingt sehr weich gedämpft sein, fester Halt ist oft für typische Schwachstellen wie die Achillessehne wichtiger. Atmungsaktive Funktionskleidung hilft bei Wind und Wetter und lässt doch den Schweiß durch. Für Fortgeschrittene kann eine Pulsuhr sinnvoll sein, die bei der Belastungssteuerung hilft (s. u.). Fragen Sie sich, ob Sie eher der technikaffine Typ sind, der über Statistiken im Smartphone, gelaufene Strecken und Belastungsintensitäten seine Fortschritte dokumentiert oder ob Sie eher der spontane Typ sind, der sich einfach mal den Wind um die Nase wehen lässt und das täglich wechselnde Licht auf der Laufstrecke genießt. Beide Wege führen zum Ziel!

Wie viel Sport ist optimal und wie intensiv soll die Belastung sein?

Neben der sehr wichtigen Bewegung im Alltag kann man natürlich auch eine sportliche Betätigung beginnen, die die allgemeine Fitness steigert, den Blutdruck senkt und auch weitere kardiovaskuläre Risikofaktoren günstig beeinflusst. Welche Sportarten sind zu empfehlen?

Da sind zunächst Ausdauersportarten wie:

- Laufen
- Schnelles Gehen (Walking)
- Skilanglauf
- Fahrradfahren
- Schwimmen und Aquajogging

Zur Bewegung im Wasser sind aber einige wichtige Einschränkungen zu beachten (s. u.). Im Prinzip sind eigentlich alle Sportarten erlaubt, die nicht zu einer Pressatmung oder maximalen Belastungsspitzen führen (wie z. B. Gewichtheben, Rugby oder Ähnliches).

Starten Sie mit wenigen Minuten täglich, versuchen Sie mindestens dreimal in der Woche, am besten täglich und nicht weniger als 20–30 Minuten besser noch 50–60 Minuten Sport zu treiben. Belasten Sie sich so, dass Sie sich noch unterhalten, aber nicht mehr singen können. Ein bisschen Schwitzen sollte aber schon sein! Wenn Sie es genauer wissen wollen und mit einer Pulsuhr laufen, dann vergessen Sie Faustformeln wie 180 minus Lebensalter oder ähnliches. Jeder Mensch ist anders, Konstitution, sportliche Vorerfahrungen und Trainingszustand führen dazu, dass jeder seine eigene optimale Pulsfrequenz finden muss. Zur Ermittlung der optimalen Trainingsherzfrequenz brauchen Sie Ihre eigene Ruheherzfrequenz und die maximale Herzfrequenz. Die Ruheherzfrequenz messen Sie mit einer Uhr mit Sekundenzeiger morgens vor dem Aufstehen. Die maximale Herzfrequenz ermittelt man am besten beim Belastungs-EKG unter maximaler Belastung. Die Herzfrequenz beim Laufen kann man auch feststellen, indem man nach gutem Aufwärmen und grünem Licht bezüglich des Belastungs-EKGs einmal so schnell wie man kann um den Sportplatz läuft.

Fallbeispiel

Bei einem 55-jährigen Sachbearbeiter mit leichtem Übergewicht (Body-Mass-Index 27) und einem Bauchumfang von 103 cm wurde erstmals ein erhöhter Blutdruck von 158/92 mmHg festgestellt. Weitere Untersuchungen einschließlich eines Belastungs-EKGs waren unauffällig. Bisher keine wesentliche sportliche Aktivität. Der Patient hatte einen Ruhe-Puls von 82 Schlägen/Minute, sowie einen Maximalpuls von 164 Schlägen/Minute. Ihm wurde empfohlen, sich 3x in der Woche mindestens 30 Minuten mittels schnellen Gehens/Joggens zu trainieren. Nach 3 Monaten kam es zu einer Gewichtsabnahme von 2 kg, der Bauchumfang war auf 100 cm reduziert und der Blutdruck lag bei 142/86 mmHg. Der Patient führt sein Trainingsprogramm mit schnellem Gehen (Walking) bzw. langsamem Laufen bei einer Pulsfrequenz von 125–135 Schlägen/Minute weiter fort.

Den Abstand zwischen Ruheherzfrequenz und maximaler Herzfrequenz nennt man Herzfrequenzreserve. Diese sollte man als Anfänger zu etwa 60%, später als gesunder Fortgeschrittener zu 70–80% ausschöpfen. Die Karvonen Formel, die sich daraus ergibt, sieht kompliziert aus, ist aber sehr einfach.

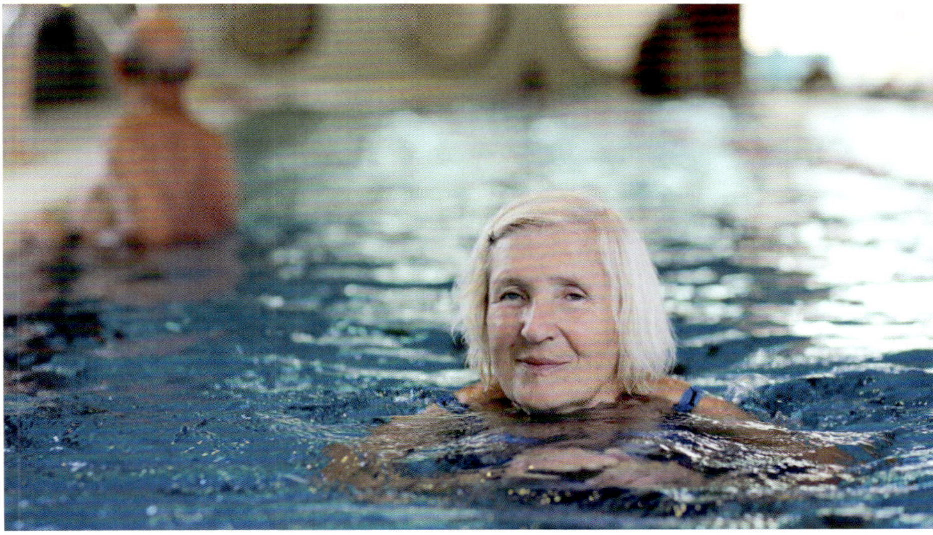

Karvonen-Formel

Trainingsherzfrequenz = Ruhefrequenz + 0,6 x (Max. Herzfrequenz – Ruhefrequenz)

Die 0,6 gilt hier für 60% der Herzfrequenzreserve, später kann man wie erwähnt auf 0,7 bis 0,8 steigern. Wenn Sie es noch genauer wissen möchten, können Sie sich auch beim Kardiologen oder Sportmediziner anhand einer differenzierten, individuellen Leistungsdiagnostik (Laktatleistungskurve oder Spiroergometrie) untersuchen lassen.

Wie fit sollte man sein?

Die Fitness bzw. körperliche Leistungsfähigkeit, die Sie durch dieses Training erreichen, ist einer der wichtigsten gesundheitlichen Schutzfaktoren. Sie sollten durchaus versuchen, durch hohe Alltagsaktivität und gezieltes Training Ihre Leistungsfähigkeit zu steigern. Sie müssen nicht zum Wettkampfsportler werden, aber die Verbesserung der Leistungsfähigkeit hilft auch im täglichen Leben. Treppensteigen ohne Atemnot lässt auch den Blutdruck nicht mehr so stark ansteigen. Auf dem Fahrrad beim Belastungs-EKG sollten 30-jährige Männer mindestens 3,0 Watt pro kg Körpergewicht 2 Minuten durchhalten können. Pro Lebensjahrzehnt darf man(n) dann 10% abziehen, also etwa 2 Watt/kg für den 60-Jährigen. Bei Frauen sind es 2,5 Watt/kg Körpergewicht für die 30-Jährige, dafür aber pro Lebensjahrzehnt nur 8% abziehen.

Wichtig zu wissen

Wem das zu kompliziert ist:
Wer die Treppen von drei Etagen ruhig ohne Pause steigen kann und dann bis 10 zählen kann, ohne stark nach Luft zu schnappen, ist fit genug!

Bewegung auch im Wasser

Auch Bewegung im Wasser kann gesund sein. Mit Bluthochdruck gelten hier jedoch einige Einschränkungen. Sprechen Sie mit Ihrem Arzt, besonders mit Herzkrankheit darf das Wasser nicht zu kalt sein. Gefäße ziehen sich zusammen, das kann den Blutdruck steigern und schlimmstenfalls auch die Durchblutung des Herzens einschränken. Ideal ist eine Wassertemperatur von 26 Grad. Eine echte Blutdrucksenkung durch Schwimmprogramme ist für den Ungeübten nicht einfach. Besser sind da Aquajoggingkurse unter Aufsicht oder sogar Training auf Ergometern (Standfahrrädern) unter Wasser. Schwimmen im Freien in Seen nie ohne Aufsicht und nicht bei Vorschädigung im Herzen, im Zweifel sind die Temperaturen des Wassers in unseren Breiten meist auch zu niedrig.

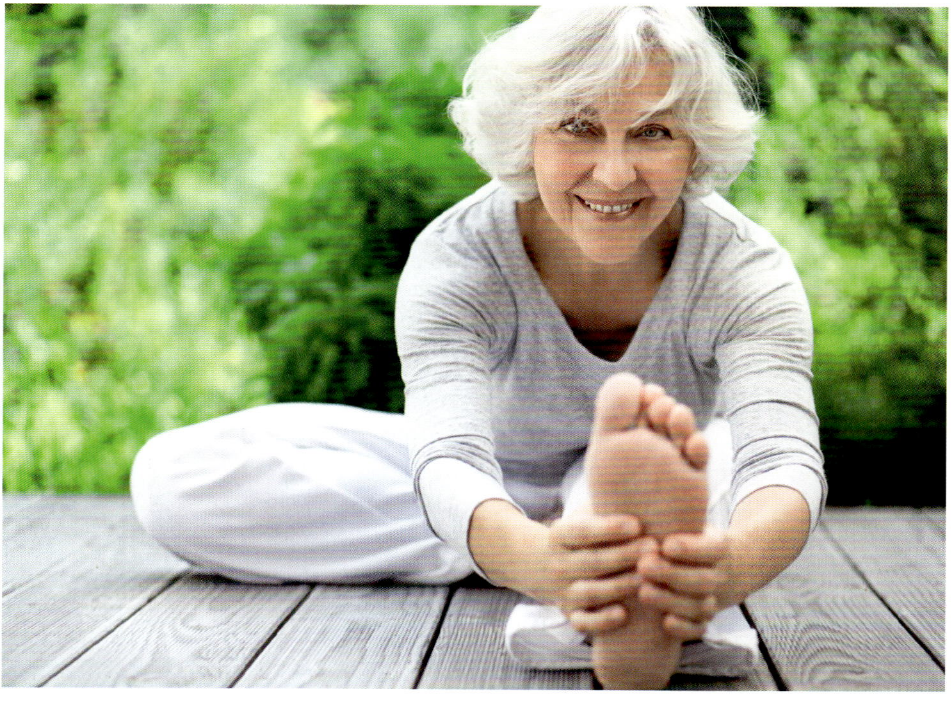

Im Winter geht der Blutdruck hoch und der Sport wird weniger ...

Nach „keine Zeit" ist „schlechtes Wetter" die zweithäufigste Ausrede, den Sport ausfallen zu lassen oder sich gar nicht erst zu bewegen. Versuchen Sie, nicht erst im neuen Jahr die Pfunde der Weihnachtszeit wieder abzutrainieren. Bleiben Sie das ganze Jahr aktiv, auch wenn Herbst und Winter kommen, die Tage kürzer werden und das Licht weniger. Ist es das Vitamin D, für dessen Bildung wir Sonnenlicht brauchen oder drückt die Dunkelheit auf die Stimmung? Sind es die niedrigen Temperaturen? Im Winter steigt der Blutdruck auf der Nordhalbkugel an, kalte Temperaturen sind nicht gesund, auch die Herzinfarktrate steigt. Vielleicht liegt es aber auch daran, dass mit den kalten Temperaturen die Bewegung weniger wird.

Alarmzeichen beim Sport

Sportliche Aktivität vermindern/ abbrechen bei:

- Fieber
- Stärkere Luftnot
- Schwindel unter Belastung
- Druck/ Schmerz auf der Brust
- Schmerzen in den Beinen
- Herzstolpern
- systolischer Wert während des Sports deutlich über 200 mmHg

Wann sollten Sie sich mit dem Sport zurückhalten? Nie mit Fieber Sport treiben, nach einem Infekt einige Tage kürzer treten! Mindestens 3–5 Tage sollte man fieberfrei sein. Stärkere Luftnot, Schwindel unter Belastung oder Druck/Schmerz auf der Brust sollte ein Alarmsignal sein, sprechen Sie mit Ihrem Arzt. Auch Schmerzen in den Beinen, die nach kurzen Pausen verschwinden und dann aber wiederkommen, können auf Durchblutungsstörungen hinweisen („Schaufensterkrankheit"). Herzstolpern, neu aufgetretener völlig unregelmäßiger Puls sollte mit Ihrem Arzt besprochen werden. Wenn aus medizinischer Sicht jedoch keine Bedenken bestehen und Ihr Blutdruck gut eingestellt ist, leben Sie auf dem Sofa auf Dauer viel gefährlicher als beim Sport! Der Blutdruck darf beim Sport ansteigen. Auch beim Gesunden ist das eine völlig normale Reaktion, auf längere Zeit gesehen sinkt der Blutdruck. Wenn der obere (systolische) Wert aber deutlich über 200 mmHg steigt, sollten Sie beim Sport etwas kürzer treten und manchmal ist dann weniger mehr.

Was kann man erreichen?

Eine Schrittzahl von täglich 10 000 wird Ihren Blutdruck deutlich senken, individuell sehr unterschiedlich, aber 4–10 mmHg sind realistisch. Einige werden sogar besonders gut auf die sportliche Aktivität ansprechen und Ihren Blutdruck um bis zu 20 mmHg absenken. Sitzen Sie nie länger als eine Stunde am Stück. Zusammen mit den anderen Hausaufgaben dieses Buches können Sie vielleicht noch viel mehr erreichen. Wer schon medikamentös behandelt wird, kann die Medikamente nach Absprache mit dem Arzt dauerhaft reduzieren. Wer einen noch normalen oder grenzwertigen Blutdruck hat, muss vielleicht trotz familiärer Vorbelastung nie behandelt werden. Bewegung und Sport verbessern aber auch die Stimmung, sind gut für Knochen und Gelenke, schützen vor Demenz und verlängern das Leben.

Hausaufgabe 3

Ich kaufe mir einen Schrittzähler und versuche kurzfristig meine Schrittzahl um 3000 Schritte pro Tag zu erhöhen. Langfristig ist das Ziel: 10 000 Schritte. Ich treibe mindestens 3 x pro Woche Sport über 30 min mit einer moderaten Belastung (zunächst 60% der Herzfrequenzreserve, Karvonenformel siehe Seite 43).

5 Ohne Salz kein Bluthochdruck

Mit richtiger Ernährung normale Blutdruckwerte

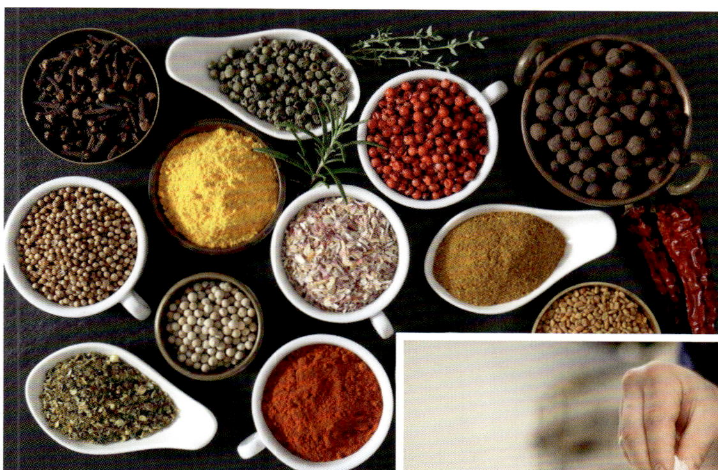

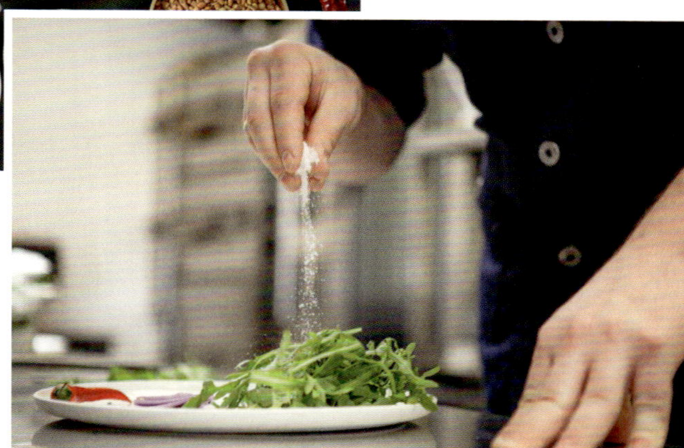

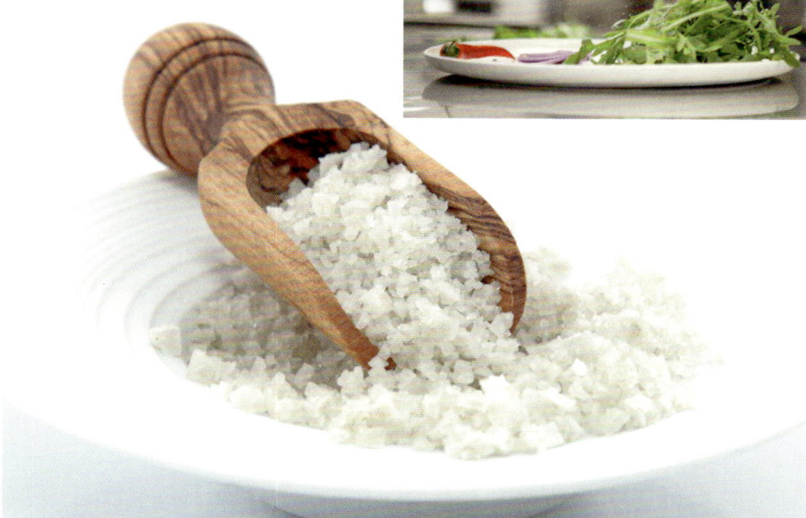

Es ist kein Geheimnis, dass eine salzreiche Kost ungesund ist. In Deutschland werden im Mittel 10–12 g Kochsalz pro Tag konsumiert. Wir wissen von Naturvölkern, dass im Prinzip eine Salzaufnahme von 1 g täglich ausreicht. In Bevölkerungen mit dieser Salzaufnahme ist ein Bluthochdruck praktisch unbekannt. Vor allem Bluthochdruckpatienten sollten darauf achten besonders wenig Kochsalz, dafür mehr Kalium und pflanzliche Lebensmittel zu sich zu nehmen. Eine international anerkannte Richtlinie der Europäischen Herzgesellschaft empfiehlt weniger als 5 g Salz pro Tag. Es konnte sogar nachgewiesen werden, dass sich die Wirkung blutdrucksenkender Medikamente durch Reduktion der Salzzufuhr verstärken lässt. Im Einzelnen kann die Dosierung der Medikamente verringert oder gar gänzlich ausgesetzt werden.

Ernährungsumstellung in kleinen Schritten

Ändern Sie Ihre Essgewohnheiten in kleinen Etappen, um nicht schon in den ersten Tagen den Mut zu verlieren. Wer lange Zeit sehr salzig gegessen hat, wird bei salzarmer Kost fürs Erste vieles als fad empfinden. Die Geschmacksknospen benötigen Zeit, um sich den neuen Geschmacksrichtungen anzupassen.

Mit kleinen Tipps ist der Anfang schon gemacht:

- Unterstützung bei Familie und Freunden suchen
- Vielfalt an Lebensmittel nutzen und Neues ausprobieren (Seien Sie geduldig mit Ihren Geschmacksknospen, wenn es anfangs etwas komisch schmeckt)
- Fünf Portionen Gemüse und Obst am Tag (3x Gemüse, 2x Obst)
- Nutzen Sie Kräuter anstelle von Salz, um Ihre Gerichte zu würzen
- Essen Sie bewusst und in Ruhe
- auf frisches oder tiefgefrorenes Gemüse zurückgreifen, anstelle von Konserven

Mit einer Kochsalzrestriktion zeigen sich Veränderungen des Blutdrucks bereits nach wenigen Wochen. Wie schnell eine Person auf die Salzminderung reagiert ist jedoch unterschiedlich. Bei manchen Patienten kann es mehrere Monate dauern, bis der Blutdruck deutlicher sinkt.

Um mehr Kontrolle über die Menge des verzehrten Salzes zu erlangen, sollten Sie möglichst selten auf Fertigprodukte zurückgreifen, da diese meist stark gesalzen sind. Eine wissenschaftlich fundierte Hilfe für eine blutdrucksenkende Ernährung bietet die DASH-Diät.

Die DASH-Diät – eine blutdrucksenkende Diät

DASH bedeutet „**D**iatary **A**pproaches to **S**top **H**ypertension" und ist der Name einer klinischen Studie (New England Journal of Medicine, 2001), welche die Blutdrucksenkung durch gezielte Lebensmittelaufnahme bezweckt. Diese spezielle Diät für Hochdruckpatienten ist stark angelehnt an die Mittelmeerkost und bedient sich somit reichlich an Obst und Gemüse, vermindert den Konsum von Fleisch und tierischen Fetten und setzt stattdessen auf Fisch und pflanzliches Fett. Kombiniert mit einer Salzrestriktion lassen sich mit der DASH-Diät bereits nach wenigen Wochen Erfolge bei der Blutdrucksenkung ausmachen.

Das „günstige" Fett

Die DASH-Diät zielt darauf ab, die blutfett- und LDL-Cholesterinwertsteigernden tierischen Fette durch überwiegend ungesättigte pflanzliche Fettsäuren zu ersetzen. Insbesondere in Fleisch und Wurst, Fertigprodukten, Fast Food, Süßigkeiten und diversen Backwaren stecken Fettarten, die sich ungünstig auf den Fettstoffwechsel und das Herz-Kreislauf-System auswirken. Stattdessen sollten überwiegend pflanzliche Öle und Fisch auf den Speiseplan.

Salz – weniger ist mehr

Es ist kein Geheimnis, dass eine sehr salzreiche Kost ungesund ist. Vor allem Bluthochdruckpatienten sollten darauf achten besonders wenig Kochsalz, dafür mehr Kalium und pflanzliche Lebensmittel zu sich zu nehmen. Es konnte sogar nachgewiesen werden, dass sich die Wirkung blutdrucksenkender Medikamente durch Reduktion der Salzzufuhr verstärken lässt. Im Einzelnen kann die Dosierung der Medikamente verringert oder gar gänzlich ausgesetzt werden.
Bei hoher Sensitivität tritt ein deutlicher Abfall des Blutdrucks infolge einer Salzreduktion auf. Übergewichtige und ältere Menschen sowie Diabetes- und Nierenpatienten mit Bluthochdruck zeigen häufig eine gesteigerte Salzsensitivität. Kräuter jeglicher Art sind eine gute Alternative die Gerichte zu würzen und auch ohne Salz schmackhaft zu machen.

Reich an Kalium

Als Gegenspieler des Natriums (Kochsalz) vermindert das Kalium die Salzempfindlichkeit. Geringe Kaliumwerte führen zu einer verminderten Wasserausscheidung und somit zu einem erhöhten Druck auf die Blutgefäße. Besonders in Trockenobst, frischem Obst und Kartoffeln ist viel wertvolles Kalium enthalten.
Patienten, die an einer fortgeschrittenen Nierenfunktionsstörungen leiden oder Blutdruckmedikamente (ACE-Hemmer, Sartane) einnehmen, sollten eine Kaliumerhöhung zur Sicherheit vorerst mit Ihrem Arzt besprechen.

Interview mit Dr. Nicolai Worm zum Thema „Ernährung bei Hochdruckpatienten"

Sehr geehrter Herr Prof. Worm, die Ernährung ist ein wichtiger Lebensstilfaktor bei Bluthochdruck. Welches sind, bezüglich der Ernährung, die wichtigsten „Hausaufgaben" für Bluthochdruckpatienten?

Bei den meisten Patienten mit Bluthochdruck liegt ein sogenanntes metabolisches Syndrom mit bauchbetonter Fettsucht, hohen Blutfetten, Zuckerstoffwechselstörung und Bluthochdruck vor. Ursache ist eine Insulinresistenz, d. h. Leber- und Muskelzellen reagieren nicht mehr ausreichend auf körpereigenes Insulin. Als wichtigste „Hausaufgabe" sollte also die Empfindlichkeit auf Insulin erhöht werden. Neben der Ernährung spielt hier natürlich auch regelmäßige Bewegung eine Schlüsselrolle. Die Insulinresistenz mit den zu Teil massiv erhöhten Insulinspiegeln führt u. a. zu einer erhöhten Salzresorption aus dem Primärharn in der Niere, das heißt die Salzempfindlichkeit steigt an. Eine erhöhte Salzempfindlichkeit ist mit höheren Blutdruckwerten verbunden.

Wie kann man diesen Zusammenhängen konkret in der Praxis durch Ernährungsumstellung entgegenwirken?

Eine massive Salzreduktion in der Nahrung löst das ursächliche Problem nicht, deswegen sollte man eine eher moderate Salzreduktion empfehlen. Brot und Backwaren sind die größte Salzquelle in unserer Ernährung. Weniger davon im Austausch gegen erhöhten Konsum von Gemüsen, Salaten, Beeren und Früchten würde nicht nur den Insulinspiegel senken sondern auch die Salzzufuhr senken und die Kaliumzufuhr erhöhen. Natürlich ist Würzen auch mit Kräutern möglich. Das langfristige Ziel sollte aber eine Verbesserung der Insulinempfindlichkeit sein, was beispielsweise durch eine Kost mit niedriger Energiedichte aber hoher Nährstoffdichte erreicht würde.

Wie lässt sich eine Ernährungsumstellung bewerkstelligen, die sowohl die Insulinresistenz als auch den Bluthochdruck positiv beeinflusst?

Ein Beispiel ist die DASH-Diät („Dietary Approaches to Stop Hypertension"). Diese Ernährungsumstellung basiert auf viel Obst und Gemüse, fettarmen Milchprodukten, viel Fisch als Spender von Eiweiß und wertvollen Fettsäuren – wobei mit vollfetten Milchprodukten vergleichbar günstige Effekte erzielt werden. Weiterhin können wertvolle Fettsäuren auch in der Mittelmeer (mediterranen) Diät durch z. B. Oliven aufgenommen werden. Diese Omega-3-Fettsäuren wie EPA (Eicosapentaensäure) und DHA (Docosahexaensäure) wirken durchaus blutdrucksenkend.

Hinzu kommt bei der DASH Diät eine behutsame Reduktion von Kohlenhydraten, insbesondere Süßigkeiten wie z. B. Honig.

Gibt es auch Mineralstoffe, die Sie Bluthochdruckpatienten empfehlen?

Mineralstoffe sind in der Lage, den Blutdruck zu senken. An erster Stelle ist Kalium zu nennen, dass in Gemüse, Früchten und Beeren aber auch Pilzen enthalten ist. Gegebenenfalls kann Kalium auch in Form von Kaliumsalzen zusätzlich zugeführt werden. Der nächste wertvolle Mineralstoff ist Calcium, hier sind calciumreiche Mineralwässer und Milchprodukte zu empfehlen. Schließlich spielt Magnesium eine wichtige Rolle, es ist in Nüssen und z. B. in grünem Gemüse vorhanden. Auch Magnesium kann in Form von Tabletten zusätzlich zugeführt werden. Der Mehrkonsum dieser Mineralstoffe kann zu einer Blutdrucksenkung beitragen. Der zusätzliche Konsum von Kalium sollte mit dem Hausarzt abgesprochen werden, falls der Verdacht auf eine Nierenfunktionsstörung vorliegt.

Leben Vegetarier gesünder, was ihren Blutdruck angeht?

Vegetarier sind in der Regel schlanker als Fleischesser und nehmen mehr Nüsse und Gemüse und Obst zu sich. Insofern sind niedrigere Blutdruckwerte bei Vegetariern nicht verwunderlich. Mageres Fleisch ist jedoch auch ein wertvoller Eiweißspender. Es ist durchaus sinnvoll für den Bluthochdruckpatienten, Kohlenhydrate durch mageres Fleisch, Geflügel und Fisch zu ersetzen. Eine fleischfreie Ernährung ist also nicht zwingend für den Hochdruckpatienten und wird auch nicht allgemein empfohlen.

Kaffee oder Tee? Lässt sich die ungünstige Wirkung von Kaffee auf den Blutdruck wirklich noch belegen?

Eine akut blutdrucksteigernde Wirkung von starkem Kaffee ist nur bei Personen zu beobachten, die sehr selten Kaffee trinken. Insgesamt lässt sich eine ungünstige Wirkung von Kaffee auf die Herz-Kreislauf-Gesundheit in Studien in keiner Weise nachvollziehen. Es gibt sogar Hinweise, dass Kaffee eine gewisse Schutzwirkung ausüben könnte.

Das berühmte eine Glas Rotwein am Abend, senkt es auch den Blutdruck?

Solange es bei einem Glas Rotwein oder anderen Alkoholika am Abend bleibt, kann man durchaus von einer positiven Wirkung für das Herz-Kreislauf-System mit einer leichten Blutdrucksenkung ausgehen. Größere Mengen Alkohol führen jedoch zu einem umgekehrten Effekt, bei starkem Alkoholkonsum kann sogar die Wirkung von blutdrucksenkenden Medikamenten beeinträchtigt werden.

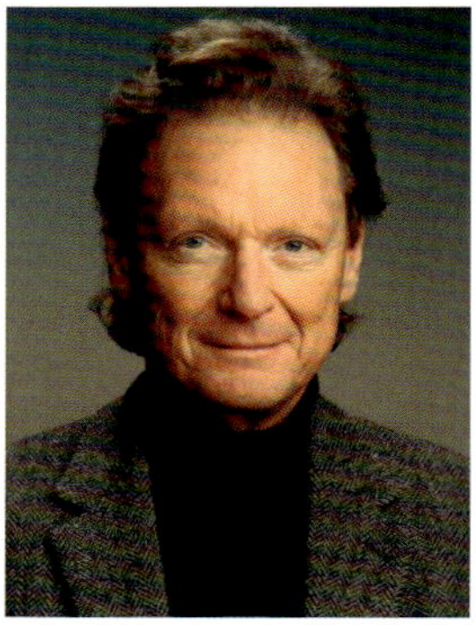

Prof. Dr. Nicolai Worm hat in München Ernährungswissenschaften (Ökotrophologie) studiert und war von 1979 bis 1986 als wissenschaftlicher Mitarbeiter am Institut für Sozialmedizin, Prävention und Rehabilitation in Tutzing (bei München) an epidemiologischen Studien zu Fragen des Einflusses von Nahrungsfett auf Koronare Herzkrankheit tätig. Es folgten diverse Lehraufträge im Bereich Sporternährung. Seit 2009 ist er Professor an der Deutschen Hochschule für Prävention und Gesundheitsmanagement (DHfPG) in Saarbrücken. Prof. Worm publizierte zahlreiche Bestseller und ist Begründer der LOGI-Methode, einem Ernährungskonzept bei Insulinresistenz und Folgeerkrankungen.

Hausaufgabe 4

Ich ernähre mich kochsalzarm und mediterran. Ich nehme drei- bis fünfmal täglich Obst oder Gemüse zu mir, salze nicht nach und vermeide Fertigprodukte. Ich informiere mich über den Salzgehalt der Nahrungsmittel und versuche meinen täglichen Salzkonsum auf 3–5 g täglich zu reduzieren.

6 Mit Atem-Yoga den Druck wegatmen

Entspannungsübungen gegen den Stress

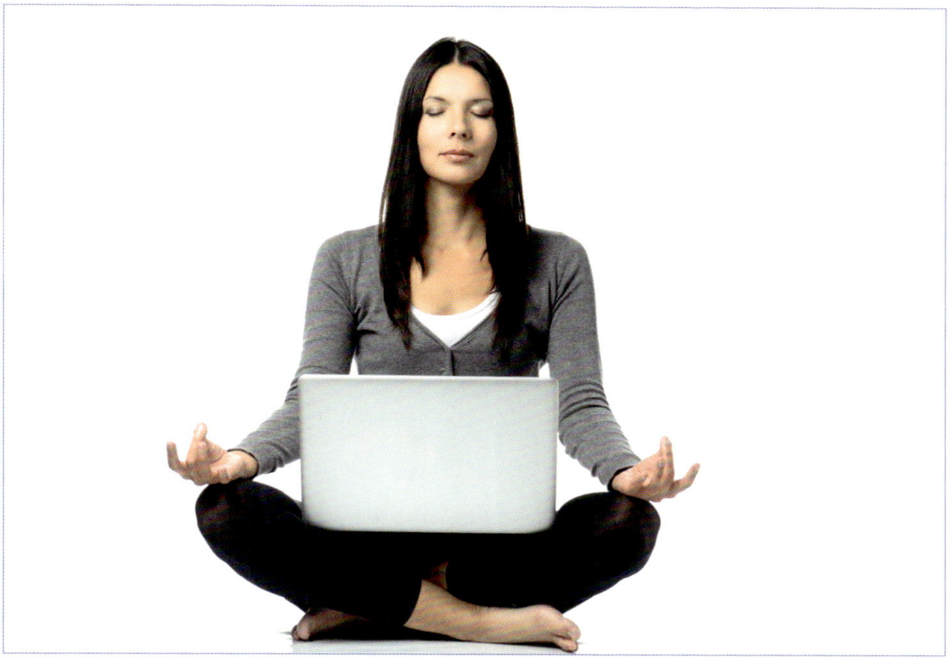

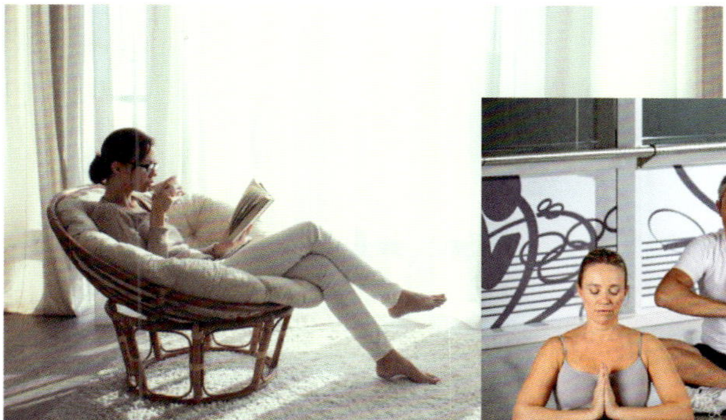

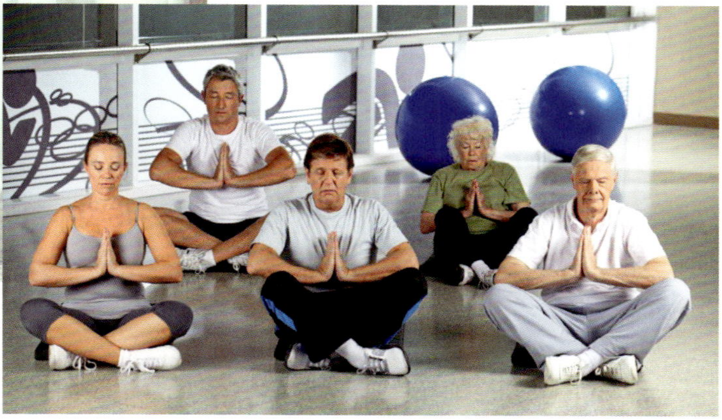

Beginnen wir mit einem Fall aus unserer Sprechstunde für sog. „hoffnungslose Fälle". Patienten, deren Blutdruck scheinbar nicht einzustellen ist.

Fallbeispiel

Dieser 65-jährige Immobilienhändler hatte bereits 4 verschiedene Blutdrucksenker und der Blutdruck war trotzdem noch bei 180 systolisch. Schon am Anfang des Gesprächs klärte er mich darüber auf, dass sein hoher Blutdruck rein stressbedingt sei. Auf nähere Nachfrage berichtete er mir, dass er während seiner beruflichen Auszeiten in Indien ayurvedische Entspannungstechniken mache. Während dieser Zeit sei sein Druck bei Selbstmessungen komplett normal. Eine einleuchtende Erklärung für mich war, dass mein Patient über diese Entspannungstechniken den Stress als Auslöser seines hohen Blutdrucks zumindestens zeitweise ausschalten kann.

Was können Sie aus diesem Fall für sich mitnehmen?

1. Stress wird von vielen unserer Patienten immer wieder an erster Stelle als Grund für Ihre Hochdruckerkrankung genannt. Dies ist auch wissenschaftlich sehr gut belegt.

2. Es gibt Möglichkeiten der Stressfalle zu entkommen – und damit auch den Blutdruck ohne zusätzliche Medikamente zu senken. Eine Behandlungsmöglichkeit stellen Entspannungstechniken wie z. B. Meditation oder Atem-Yoga dar, worauf wir in diesem Kapitel näher eingehen wollen.

Der Säbelzahntiger im Büro

Unser Gehirn funktioniert in seinen Grundzügen wie beim Steinzeitmenschen. Es reagiert genauso wie beim Steinzeitmenschen beim Anblick des Säbelzahntigers mit einer starken Ausschüttung von Stresshormonen. Diese Reaktion geschieht vollkommen automatisch und wird über das Gehirn sowie das sog. vegetative Nervensystem vermittelt. Die Reaktion des vegetativen Nervensystems hat sich seit der Steinzeit praktisch nicht verändert, da es für viele unbewusste und lebensnotwendige Dinge wie Atmung, Kreislauf und Blutdruck zuständig ist.

Das vegetative Nervensystem ist für die Stressreaktion beim Anblick des Säbelzahntigers verantwortlich und stellt sicher, dass alle Körperfunktionen auf Kampf oder Flucht eingestellt werden. Der Herzschlag und Blutdruck steigt stark an und das Blut wird vom Verdauungssystem in Muskeln und Herz umgeleitet. Der Teil des vegetativen Nervensystems, der den Organismus in Spannung versetzt, ist der sog. „Sympathikus", der Stressnerv. Der Sympathikus ist das Gaspedal für unser Kreislaufsystem. Wenn der Säbelzahntiger erledigt ist oder die Flucht gelungen, werden alle Systeme wieder heruntergefahren. Hier kommt der Gegenspieler des Sympathikus zum Zuge, der sog. Parasympathikus. Er wird auch als „Ruhenerv" bezeichnet und verbindet über ein großes Nervengeflecht unser Gehirn mit dem Körper. Dieses Nervengeflecht wird Vagus genannt und sorgt für Entspannung und gute Gefühle. Der Vagus ist die Bremse unseres Kreislaufs und bringt Puls und Blutdruck auf Ruhewerte. Der Vagus ist auch nachts sehr stark ausgeprägt, er sorgt für die Erholung unseres Körpers im Schlaf. Solange der Säbelzahntiger dem Steinzeitmenschen nicht stündlich erschien, waren Sympathikus (Gaspedal) und Vagus (Bremse) in einem gesunden Gleichgewicht.

Wichtig zu wissen

Nur wenn Ruhenerv und Stressnerv in einem gesunden Gleichgewicht sind, bleibt der Blutdruck normal.

Wie sieht es bei einem stressgeplagten Neuzeitmenschen aus? Im schlimmsten Fall kommt der Säbelzahntiger im 10-Minuten-Takt in Form von permanentem Zeitdruck, fehlenden Pausen, Kundenbeschwerden, Telefonaten, häufigen Besprechungsterminen und Druck durch den Chef. Über Monate und Jahre stellt sich unser Gehirn und unsere Seele auf Dauerstress ein und, ohne dass wir das wollen, bleibt das Gaspedal durchgetreten. Auch nachts findet immer weniger Erholung statt, da sich das gesunde Gleichgewicht immer mehr zu Gunsten des Sympathikus, zum Dauer-Stress verschiebt. Die Folgen für den Blutdruck liegen auf der Hand. Es kommt zunächst nur zu Blutdruckanstiegen in Stressphasen. Zwischen den Stressphasen kann der Vagus immer noch ausreichend auf die Bremse treten und den Blutdruck normalisieren. Bei lang anhaltendem, krankmachendem Stress bleibt das Nervensystem dauerhaft in einem Ungleichgewicht mit der Folge von dauerhafter Blutdruckerhöhung.

Fallbeispiel

Ein 45-jähriger Manager kam im Rahmen eines Gesundheits-Checks in die Sprechstunde. Er hatte folgende Risikofaktoren: Bluthochdruck, Übergewicht, kein Sport, Diabetes. Bisher noch keinen Infarkt, Schlaganfall oder Nervenschädigungen.

Im Rahmen des Gesundheit-Checks wurde die Aktivität des Ruhenervs und des Stressnervs gemessen. Das Ergebnis ist mit einem **X** dargestellt.

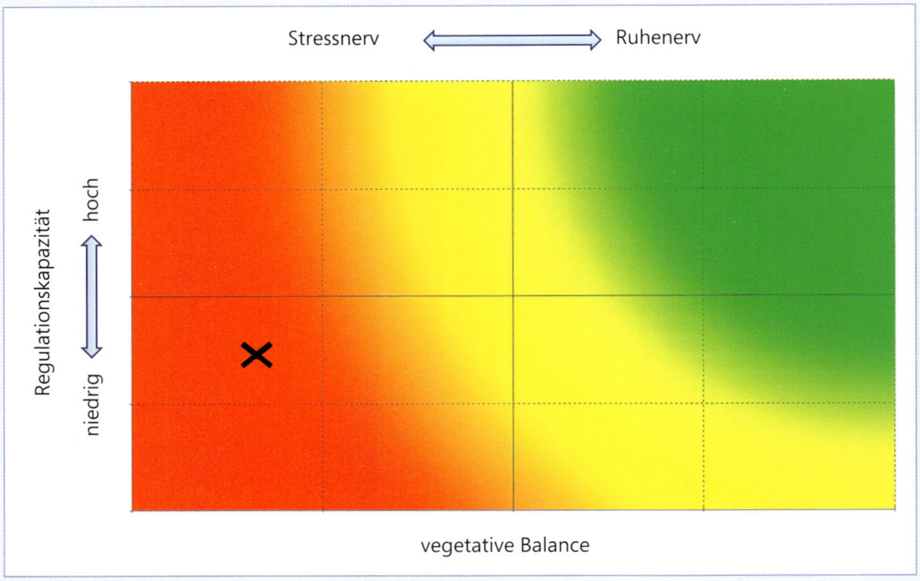

Das Gleichgewicht war ganz klar zum Stressnerv verschoben (roter Bereich). Es besteht eine vegetative Dysbalance, d. h. ein Ungleichgewicht mit einem schwachen Ruhenerv und einem sehr starken Stressnerv. Dieses Ungleichgewicht kann zu hohem Blutdruck führen!

Wieso bleibt der Blutdruck zu hoch?

Bei vielen Patienten der Sprechstunde beobachten wir, dass der Blutdruck auch im Urlaub oder im beruflichen Ruhestand weiter lange erhöht bleibt. Der Stress ist weg, warum geht der Druck dann nicht runter? Zum einen liegt das daran, dass das vegetative Nervensystem sich verselbstständigt hat. Der Vagus ist verkümmert und kann nicht mehr auf die Bremse treten. Zum anderen ist in den Phasen von anhaltendem, wiederkehrenden Stress etwas mit den kleinen Blutgefäßen passiert.

Der Sympathikus steigert den Blutdruck bei Stress durch verstärktes Herzpumpen und eine Verengung der kleinen Arterien. Diese Druckregler (s. Kapitel „Halbieren Sie Ihr Risiko für Schlaganfall und Herzschwäche") verengen sich zunächst nur bei Stress kurz und entspannen sich wieder in Ruhe. Der Blutdruck kann ohne Medikamente immer noch auf Ruhewerte gesenkt werden.
Wenn der Stress lange und dauernd anhält, bauen sich die Gefäße langsam um. Sie verengen sich dauerhaft und können nicht mehr entspannen.

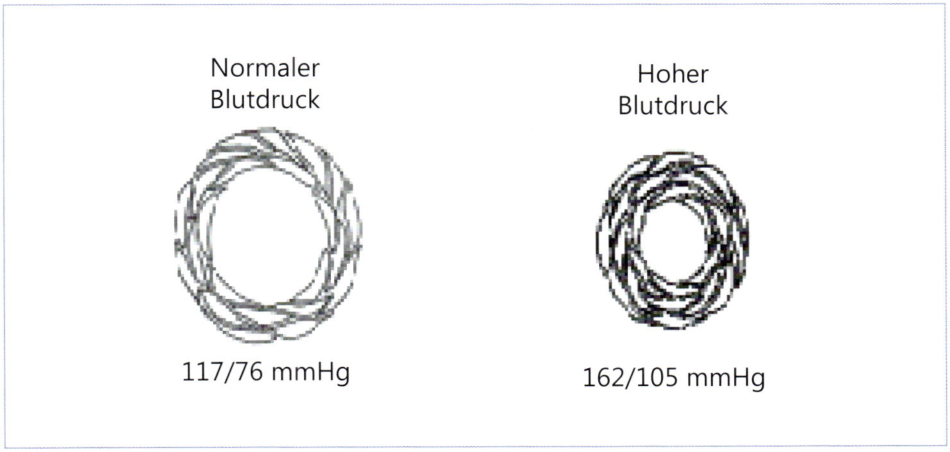

Abb. 16: Arterie eines Gesunden mit normalem Blutdruck (links). Die Wand ist nicht verdickt, die Blutdruckregulation in Ordnung.
Beim Hochdruckpatienten (rechts) ist die Wand verdickt und das Gefäß verengt. Die Blutdruckregulation funktioniert nicht mehr.

Wie in Abbildung 16 zu sehen, wird die Wand dicker und die Öffnung für den Blutstrom kleiner. Durch diesen Umbau bleibt das Gefäß dauerhaft zu eng, der Widerstand dauerhaft zu hoch und somit auch der Blutdruck dauerhaft zu hoch. Wir sprechen dann von einer fixierten Hochdruckerkrankung, das heißt es ist nur noch sehr schwer möglich, den Druck ohne Medikamente auf Normalwerte zu bringen. Die krankhaft verengten Gefäße sorgen nicht nur für Dauerhochdruck sondern führen leider auch zu Mangeldurchblutung verschiedener Organe. Durch die ungenügende Durchblutung der kleinen Gefäße werden Herz, Hirn, Nieren und Augen geschädigt. Es drohen Schlaganfall, Demenz, Impotenz, Herzversagen, Nierenversagen und Sehstörungen.

Wichtig zu wissen

Chronischer Stress ohne ausreichende Erholungszeiten kann zu einem dauerhaften chronischen Bluthochdruck führen. Unbehandelt bleiben die Gefäße dauerhaft verengt.

Wie können wir Stress abbauen und den Blutdruck senken?

Dem Stress davonlaufen

Eine sehr wirksame Methode zum Stressabbau ist regelmäßiges Ausdauertraining. Wenn Sie z. B. 30 min täglich joggen, kommt es während des Laufens über den Stressnerv zu einem Anstieg von Puls und Blutdruck, das Herz pumpt vermehrt, die Gefäße erweitern sich stark. Das ist normal und gesund, da Ihre Muskeln während der Arbeit mehr Durchblutung und Sauerstoff brauchen. Wenn der Lauf beendet ist, tritt der Vagus auf die Bremse, das Herz pumpt ruhiger, Puls und Blutdruck gehen langsam wieder zurück. Nach einigen Wochen Training werden Sie feststellen, dass Ihr Ruhepuls niedriger ist als in der Zeit bevor Sie mit dem Joggen angefangen haben. Was ist passiert? Ihr vegetatives Nervensystem ist ausgeglichener geworden, der Vagus (die Bremse) wird durch das Training deutlich gestärkt. Das gesunde Gleichgewicht zum Sympathikus ist wieder hergestellt. Sie laufen Ihrem Stress davon, fühlen sich ausgeglichener und Ihr Blutdruck geht langsam runter. Welches Ausdauertraining Sie machen ist egal, Hauptsache Sie machen es regelmäßig. Mehr dazu im Kapitel (10000 Schritte und 10 Etagen jeden Tag).

Es gibt neben dem Ausdauertraining noch eine ganze Reihe von anderen Methoden zum Abbau von Stress. Von der Schulmedizin lange Zeit belächelt findet das Heilen mit dem Geist immer mehr Anhänger bei Patienten als auch bei Ärzten. Es ist mittlerweile wissenschaftlich anerkannt, dass durch die Seele erstaunliche Selbstheilungskräfte des Körpers aktiviert werden können. Techniken wie Meditation und Yoga sind in der Lage den Ruhenerv, den Vagus, auf Dauer zu stärken. Eine Stärkung des Vagus führt neben der Blutdrucksenkung auch zur Besserung von Depression und Angststörungen.

Entspannungstechniken wie die Achtsamkeitsmeditation werden inzwischen sogar von kardiologischen Fachgesellschaften empfohlen.

Wie können wir über unsere Atmung Stress abbauen und den Druck senken?

Das vegetative Nervensystem ist an allen Körperfunktionen beteiligt, auch an der Atmung. Die atemabhängigen Veränderungen von Puls und Druck bemerken wir normalerweise nicht. Nur mit einer Herzstromkurve beim Arzt (EKG) können wir diese geringen Veränderungen aufzeichnen. Das Auf und Ab des Pulses beim Atmen ist durch das Zusammenspiel von Stressnerv und Ruhenerv bestimmt. Die Vitalität und Leistungsfähigkeit des Ruhenervs können wir beim tiefen Ein- und Ausatmen durch ein EKG aufzeichnen (Abb. 17).

Je mehr der Puls beim Atmen rauf und runter geht, desto besser funktioniert das Zusammenspiel von Gas und Bremse, desto gesünder und vitaler ist der Ruhenerv. Bei chronisch gestressten Menschen mit zu hohem Sympathikus und zu niedrigem Ruhenerv schwankt der Puls während der Atmung nur noch ganz gering. Das vegetative Nervensystem befindet sich im Ungleichgewicht, es drohen Burn-out und Bluthochdruck.

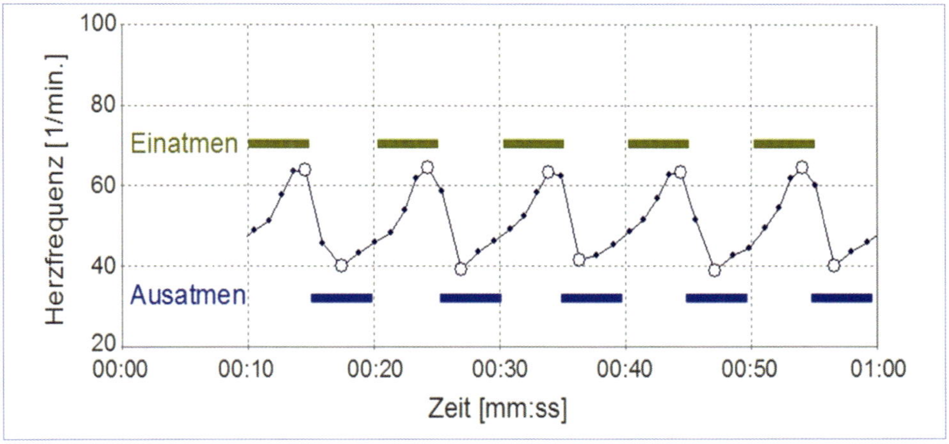

Abb. 17: Änderung des Pulses (Herzfrequenz) beim tiefen Ein- und Ausatmen. Das Langsamwerden des Pulses beim Ausatmen wird durch den Ruhenerv, den Vagus, gesteuert.

Wie können wir uns das Zusammenspiel von Sympathikus und Vagus beim tiefen Ein- und Ausatmen für die Behandlung zu Nutze machen?

In verschiedenen Kulturen und Religionen ist seit Jahrhunderten das sog. Yoga- oder Mantra-Atmen als Entspannungstechnik bekannt. Auch bei christlichen Exerzitien spielt die Atmung eine wichtige Rolle. Beim Yoga-Atmen versucht man bewusst ganz ruhig und tief zu atmen (s. Interview Prof. Jordan). Folge: Der Blut-

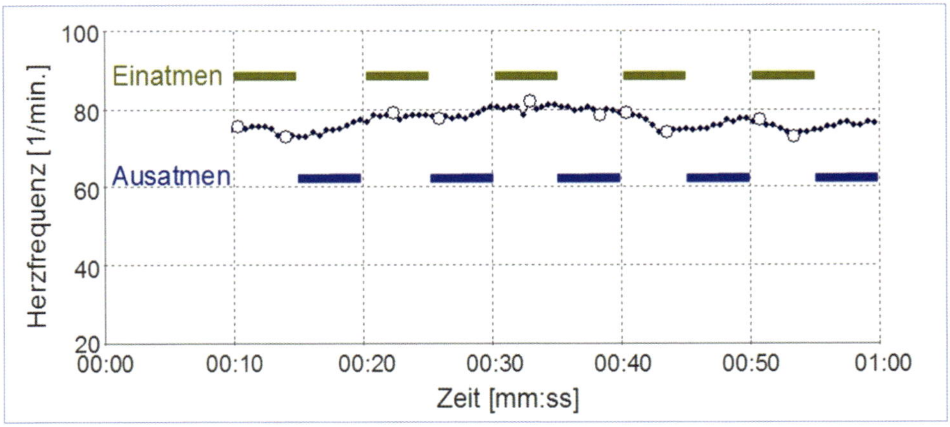

Abb. 18: Änderung des Pulses (Herzfrequenz) beim tiefen Ein- und Ausatmen bei chronischem Stress. Der Ruhenerv schwächelt deutlich. Er kann den Puls beim Ausatmen nicht mehr senken.

druck sinkt langsam ohne Medikamente. Angenehmer Nebeneffekt: Man wird ruhiger und ausgeglichener, unempfindlicher für Stress.

Durch ein regelmäßig praktiziertes Yoga-Atmen wird der Ruhennerv auf Dauer stärker und vitaler. Dieses Verfahren war in wissenschaftlichen Untersuchungen so wirksam, dass es von der amerikanischen Zulassungsbehörde als nicht-medikamentöses Behandlungsverfahren bei Bluthochdruck anerkannt wurde.

Das Atem-Biofeedback setzt das Yoga Atmen zusammen mit einer optischen Rückmeldung ein (Abbildung). Wenn beim Atmen das vegetative System noch gestresst ist, so wird dies mit einer roten Farbe dem Patienten angezeigt. Wenn es ihm gelingt sich über Yoga-Atmen zu entspannen, so leuchtet die Kugel grün. Über diese positive Rückmeldung wird der Geist belohnt und auf Dauer hält die Entspannung länger an. Der Vagus wird wieder belebt.

Wie viel Blutdrucksenkung kann ich durch Entspannungstechniken wie Yoga-Atmen erwarten? Die mittlere Blutdrucksenkung dürfte bei ca. 5 mmHg liegen. Im Einzelfall kann es aber deutlich mehr sein! Wie viel der Druck sinkt, hängt davon ab, wie weit fortgeschritten die Hochdruckerkrankung ist. Am wirksamsten sind Entspannungsübungen wie Yoga-Atmen in der Vorbeugung von Bluthochdruck, also zu einem Zeitpunkt, an dem chronischer Stress sich noch nicht im Gehirn festgesetzt hat und noch normale oder nur leicht erhöhte Blutdruckwerte bestehen. Bei langem bestehendem Bluthochdruck mit dauerhaft verengten Gefäßen wird es schwer sein nur mit Entspannungstechniken den Blutdruck zu normalisieren. Bei

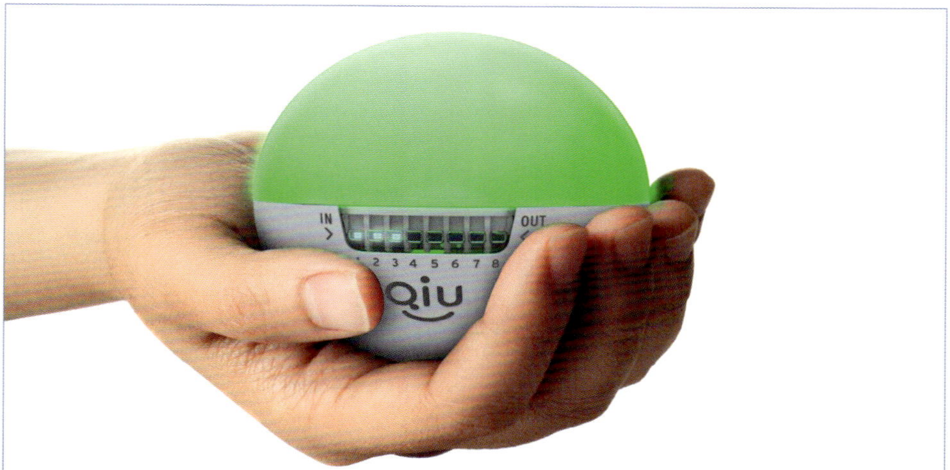

Abb. 19: Atem-Biofeedback. Wenn der Patient den Rhythmus des Yoga-Atmens einhält, wird der Ruhenerv aktiv. Die Kugel meldet das, in dem sie grün aufleuchtet. Der Patient sieht somit, dass er sich entspannt.

manchen Patienten aber kann durch Entspannungsübungen die Anzahl der Medikamente verringert werden. Ist es nicht auch ein lohnenswertes Ziel eine Pille weniger am Morgen zu nehmen?

Wichtig zu wissen

Durch Entspannungsübungen wie Atem-Yoga kann ich den Blutdruck ohne Medikamente nach einigen Wochen im Schnitt um 5 mmHg senken. Dies entspricht der mittleren Wirkung eines Medikamentes.

Fragen an Prof. Jordan, Leiter der Abteilung Psychokardiologie der Kerckhoff-Klinik Bad Nauheim

Was eigentlich ist Stress aus psychologischer Sicht?

Obgleich alle Menschen das Wort „Stress" oft und leicht in den Mund nehmen, müssen wir doch Stressreaktionen auf sehr unterschiedliche Kontexte zurückführen. Diese Unterscheidung ist bedeutsam, weil die Stressvermeidung und der erforderliche Stressabbau jeweils völlig verschiedene Methoden erfordert.

Was sind also die wichtigsten Stressfaktoren?

Zunächst gibt es Stressoren, die ähnlich wie der Säbelzahntiger, auf alle Menschen gleichermaßen heftig wirken. Dies sind von außen auf einen Menschen zukommende schwere, d. h. existentielle Bedrohungen.
An erster Stelle sind hier Naturkatastrophen zu nennen wie Erdbeben und Erdrutsche, Flutwellen, katastrophale Brände wie etwa in Australien, Vulkanausbrüche, Lawinen und Überschwemmungen. Die Stressoren sind dadurch charakterisiert, dass die betroffenen Menschen gleichermaßen bedroht sind und ein schicksalhaftes Ausgeliefertsein als Erlebniszustand erzeugt wird. Hier können die Betroffenen zusammenhalten, gemeinsam agieren, trauern und Hilfe organisieren. Die traumatischen Erlebnisse bleiben lebenslänglich gespeichert, leben fort und sind Bestandteil des basalen Lebensgefühls. Die Folgen solcher Belastungen sind vielfältig und insbesondere ein chronisch erhöhter Blutdruck wird in der Literatur immer wieder nachgewiesen.

Kann der Verlust eines geliebten Menschen zu Bluthochdruck führen?

Die jahrzehntelange Forschung zeigt uns, dass schwere biografische Belastungssituationen als Dauerstress erhebliche krankmachende Wirkungen haben und dies leider lebenslänglich. Hierzu gehören der Verlust von Beziehungspersonen (z. B.

Mutter, Vater), der Verlust von Heimat, schwere Krankheiten in der Familie und natürlich auch schwere psychiatrische Erkrankungen eines Elternteils. Sehr bedeutsam sind auch Gewalterfahrungen in der Kindheit und besonders alle sexuellen Übergriffe. Diese Belastungsereignisse haben eine so tiefgreifende Wirkung, dass sie dauerhaft auf das vegetative System wirken und dadurch erhebliche Schäden auch am Herz-Kreislauf-System entstehen. Es ist wissenschaftlich gut nachgewiesen, dass unbehandelte biografische posttraumatische Störungen eine Erhöhung des Blutdrucks und eine bedeutend höhere Wahrscheinlichkeit von schweren Herzerkrankungen nach sich ziehen.

In letzter Zeit gibt es vermehrt Hinweise, dass Fluglärm zu Bluthochdruck und Herzinfarkt führen. Wie beurteilen Sie diese Forschungsergebnisse?

Zu den Stressfaktoren gehören natürlich auch belastende Lebensbedingungen und hierbei an erster Stelle der Umgebungslärm. Dauerlärmbelastung wie er rund um Flughäfen, an lauten Straßen, an Bauplätzen oder Eisenbahntrassen entsteht, haben eine erhebliche negative Wirkung vor allem auf den Blutdruck. Das haben jüngst Studien rund um den Frankfurter Flughafen unter Beweis gestellt.

Berufliche Stressfaktoren werden besonders bei Managern immer wieder als Auslöser von Herzkrankheiten genannt. Wie ist Ihre Meinung?

Wissenschaftlich am besten untersucht sind Stressoren im Arbeitsleben. Hier konnte für zahlreiche Bedingungen nachgewiesen werden, dass sie vor allem auf Herz-Kreislauf-Erkrankungen und hier besonders auf den Blutdruck negativ wirken. Zu nennen sind hier der Dreischichtbetrieb, chronische Überforderungen, aber auch Unterforderung etwa durch Fließbandarbeit und vor allem auch der Lärm. Auch hier spielen zwischenmenschliche Belastungen eine Rolle, wie vor allem schlechte Führung durch Vorgesetzte, Ungerechtigkeiten und Mobbing.

Welche Strategien empfehlen Sie ganz allgemein zur Stressbewältigung?

Die differenzierte Betrachtung der verschiedenen blutdruckrelevanten Stressfaktoren zeigt, dass es nicht ganz einfach ist, jeweils geeignete Strategien zu finden, um die Stressbelastung zu vermindern.
In den Fällen, in denen äußere katastrophale Ereignisse in der kürzeren und längeren Vergangenheit eine Rolle spielen, kann man nur mit einer intensiven und geduldigen psychotraumatologischen Therapie eine allmähliche Linderung erreichen.
Viele Stressoren sind äußere unveränderbare Faktoren und es ist kaum möglich ihnen zu entgehen. Was soll man tun wenn man ein Haus erworben hat, das nicht abgezahlt ist und das plötzlich an einer vorher nicht absehbaren Lärmquelle liegt. Verkaufen und Umziehen sind oft Lösungen, die nicht funktionieren.

Ähnliches gilt für Lärmquellen am Arbeitsplatz. Nicht immer gibt es also einfache Lösungen und oft gibt es zunächst keine Lösungen. Hier greifen dann nur kompensatorische Maßnahmen. Man muss Gelassenheit lernen, man muss etwa durch Ausdauerbewegung und andere Techniken (z. B. Entspannung) die schädigenden Einflüsse in ihrer Wirkung vermindern.
Oft spielen auch innere Einstellungen zur Lärmquelle eine Rolle, was dann zuweilen eine gewisse Entlastung ermöglicht. Ein gutes Beispiel ist folgendes: In der unmittelbaren Nähe zu einem Kindergarten gibt es eine Reihe von Wohnblocks. Nun kommt es immer wieder vor, dass Menschen diesen Wohnort schön finden, weil sie die Geräusche der spielenden und lärmenden Kinder als vitalisierend und schön empfinden. Sie erinnern sich an die eigene Kindheit, an die ihrer Kinder und freuen sich an der Lebendigkeit. Direkt neben diesen Menschen am Nachbarbalkon lebt dann ein Ehepaar, das seit Jahren gegen diesen Kindergarten klagt und Lärmpausen durchsetzen will. Sie wollen, dass die Kinder in der Mittagspause eingesperrt werden, dass laute Spiel unterbleibt und ärgern sich ständig mit der Folge von chronischem Bluthochdruck und anderen Erkrankungen. Dies zeigt, dass die subjektive Bewertung der Stressquellen zuweilen eine große Bedeutung haben kann.

Bei welchen Herz-Kreislauf-Erkrankungen spielt Stress aus Ihrer Sicht eine wesentliche Rolle?

Stress ist sicher die wesentliche Ursache der ischämischen Herz-Kreislauf-Erkrankungen (Verengung der Herzkranzgefäße). Bluthochdruck und einige Rhythmusstörungen können durch starken oder dauerhaften Stress mitbedingt oder im Verlauf beeinflusst werden. Dies gilt z. B. für Extrasystolen und zum Teil möglicherweise auch für das Auftreten von Vorhofflimmern.
Bei Herzmuskelentzündungen ist eine Stresskomponente denkbar aber nicht nachgewiesen. Auf dem Wege einer dauerhaften und intensiven Stressreaktion könnte die Immunkompetenz deutlich unter das Normalniveau absinken und damit eine höhere Infektanfälligkeit entstehen. Dies ist allerdings derzeit lediglich eine Hypothese.

Welche psychischen Auswirkungen hat dauerhafter, krankmachender Stress?

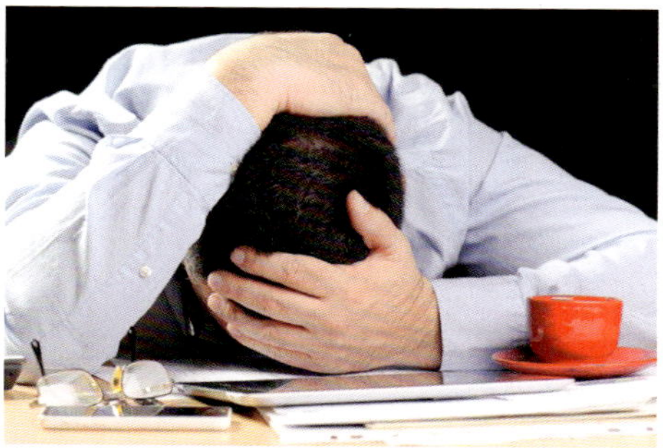

Das Ende einer langen Entwicklung ist das sog. Burn-Out. Dies ist ein Zustand völliger Erschöpfung mit vielen Begleitsymptomen.
Die Auswirkungen von andauerndem Stress sind in der Vorphase des Burn-Out eine zunehmende Gereiztheit, Un-

konzentriertheit und zunehmende Fehlerhäufigkeit. Weiterhin ein abnehmendes Interesse an anderen Menschen, also ein sozialer Rückzug und eine eingeschränkte Wahrnehmung. Mit der Zeit entsteht ein Tunnelblick, der zunehmend alle Lebensbereiche durchdringt und am Ende auch dazu führt, dass man eigene Fehler und Fehlverhalten gar nicht mehr selbst erkennt und wahrhaben will.

Wie stellen Sie fest, dass ein Patient zu viel Stress hat?

Am Beginn steht immer eine gründliche Anamnese, also die Befragung des Betroffenen. Dabei geht man durchaus 20 Jahre zurück. Hierdurch kann man Hinweise auf wichtige stressassoziierte Charaktermerkmale bereits kennenlernen: Ehrgeiz, Perfektionismus, Konkurrenzdenken, übergroße Ordentlichkeit, Ruhelosigkeit und ständiger Aktivismus.
Dann kommen Fragen zur Freizeitgestaltung, Hobbys und Freundeskreis. Schließlich ist die Qualität des Schlafes noch ein gewisser Hinweis auf Stressbelastung: Weniger als durchschnittlich 6 Stunden, frühes Aufwachen am Morgen und dies auch an Wochenenden oder in den Ferien.
All dies sind Hinweise, die eine Verdachtsdiagnose rechtfertigen. Eine Messung des tatsächlichen Stressniveaus ist durch eine Langzeit-EKG oder eine spezielle Messung der Herzfrequenzvariabilität möglich und schließlich auch durch die Feststellung von Stresshormonen im Urin.

Was empfehlen Sie Patienten um Stress abzubauen?

Viel Bewegung, viele gute soziale Kontakte, Sonne, angenehme Freizeitgestaltung, Singen, Sexualität.

Welche Entspannungstechniken empfehlen Sie?

Das dürfte die schwierigste Frage sein. Die prinzipielle Antwort ist zunächst einfach: alle bekannten und anerkannten Entspannungsverfahren haben eine große und zufriedenstellende Wirkung und sind daher empfehlenswert.

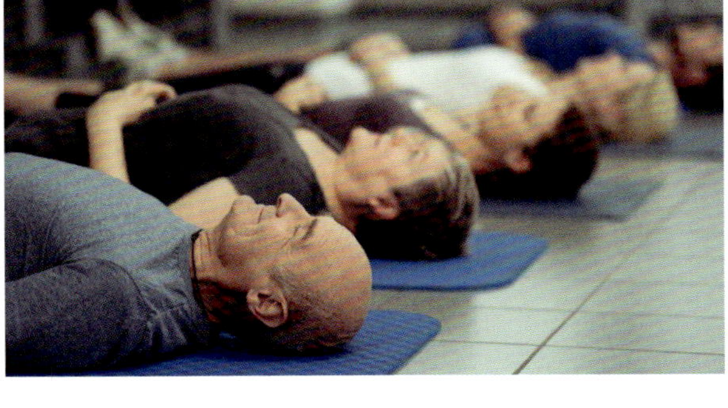

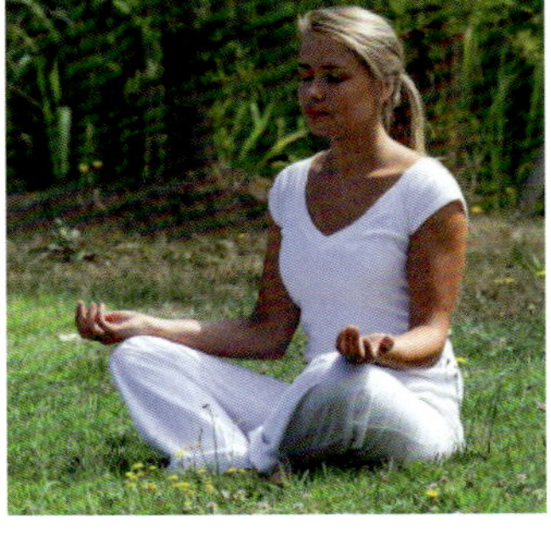

Die Aufzählung der derzeit gängigen Verfahren zeigt, dass die Schwierigkeit darin liegt, für den jeweiligen Betroffenen ein geeignetes Verfahren auszuwählen.
Wir haben in Deutschland folgende Verfahren auf „dem Markt“: Autogenes Training, Progressive Muskelentspannung, Meditationsverfahren, biofeedbackgestützte Verfahren, Feldenkrais, Yoga, Tai Chi, Qui Gong und viele weitere.
Die Problematik lässt sich so beschreiben: Alle Verfahren sind hoch wirksam und dennoch im Resultat ineffektiv, weil die meisten Menschen sie einfach nicht anwenden. Wirksam sind die Verfahren leider nur dann, wenn man sie regelmäßig und auch oft genug (mindestens drei Mal pro Woche) im Leben integriert. Genau das schaffen die wenigsten.

Welche Technik empfehlen Sie persönlich Ihren Patienten?

Ich persönlich bevorzuge das Atembiofeedback, weil es sehr einfach ins Leben integriert werden kann. Man lernt die Atemtechnik sehr schnell. Ein kleines mobiles Gerät (der Qiu) gibt dann die Rückmeldung, dass man durch diese Atemtechnik tatsächlich das vegetative System in einen entspannteren Zustand gebracht hat. Man braucht hier keine Trainingskurse besuchen und der Effekt ist mit ein wenig Übung bereits nach dem dritten tiefen Atemzug optisch sichtbar. Ich empfehle drei zehnminütige Übungen pro Tag und unmittelbar nach Stresssituationen eine weitere Übung. Diese Entspannungsübungen haben insbesondere auf den Blutdruck sehr gute Wirkungen.

Wie lange dauert es, bis sich der Stress messbar abbaut?

Hierauf gibt es keine klare einfache Antwort.

Bei akutem plötzlichem Stress dauert der Abbau der Stresshormone im Körper und die Reduzierung der Bereitstellungsreaktionen ungefähr 3 bis 5 Stunden, wenn man ruhig auf dem Sofa sitzt und wartet. Wenn man 30 Minuten Ausdauerbewegung macht ist der Körper bereits wieder auf der Nulllinie. Anders ist es wenn man chronisch über Wochen, Monate und Jahre unter Stress stand. Hier muss man etwa mit 10% der Zeit rechnen, die man vorher unter hohem Stress gelitten hat, bis sich dieser wieder abbaut. Allerdings gilt dies auch nur, wenn man entsprechende Maßnahmen ergreift: Abbau bzw. Beseitigung des Stressors, viel Bewegung, gesunde Ernährung, entspannungsfördernde Aktivitäten.

Fallbeispiel

61-jähriger Patient mit Zustand nach Herzinfarkt 2010. Angststörung. Seit dem Infarkt täglich 1 h Sport (Joggen, Rad fahren pulsgesteuert) sowie Atem-Yoga.

Verlauf der Stresswerte von 2010 (innere Linie) bis 2013 (blau).
Es zeigt sich im Verlauf ein deutlicher Stressabbau.
Die Werte wandern vom roten Bereich in den grünen Bereich (Ruhenerv).

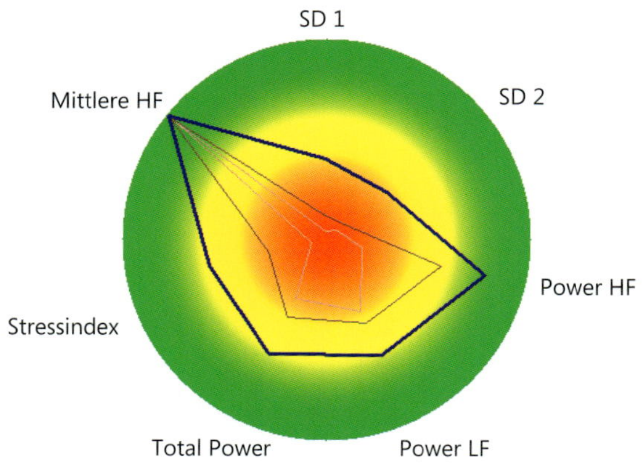

Es ist auch wichtig darauf hinzuweisen, dass sich manche Stressreaktionen nicht von selbst abbauen. Beispielsweise kann man bei posttraumatischen Belastungsstörungen (also schweren krankheitswertigen Reaktionen nach Extrembelastungen wie sie oben genannt wurden) nicht damit rechnen, dass sie von selbst „abheilen". Hier ist eine gezielte und professionelle Psychotherapie erforderlich.

Prof. Jordan. Vielen Dank für das Gespräch!

Hausaufgabe 5

Ich organisiere meinen Tagesablauf so, dass ich krankmachenden Stress vermeide und lege regelmäßig Pausen ein. Zusätzlich zum Sport führe ich täglich Entspannungsübungen wie zum Beispiel Atem-Yoga durch.

Prof. Dr. Jochen Jordan, Jahrgang 1951. Promotion und Habilitation an der Universitätsklinik Frankfurt. Ausbildung in Einzel-, Paar- und Gruppenpsychotherapie sowie EMDR. Seit 2006 Direktor der Abteilung Psychokardiologie der Kerckhoff Klinik.

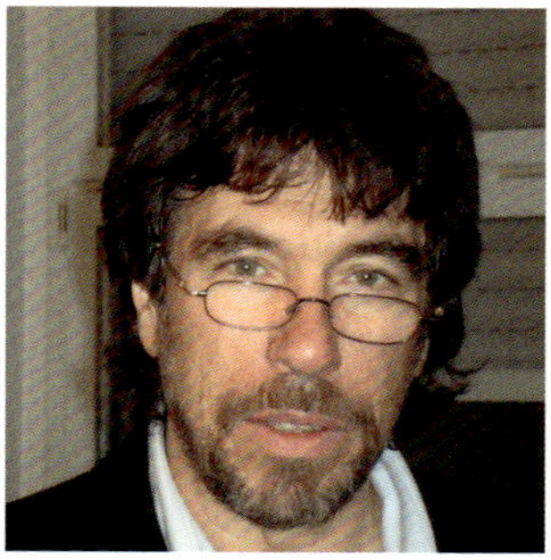

7 Vergessen Sie Ihr Gewicht

Auf den Bauchumfang kommt es an

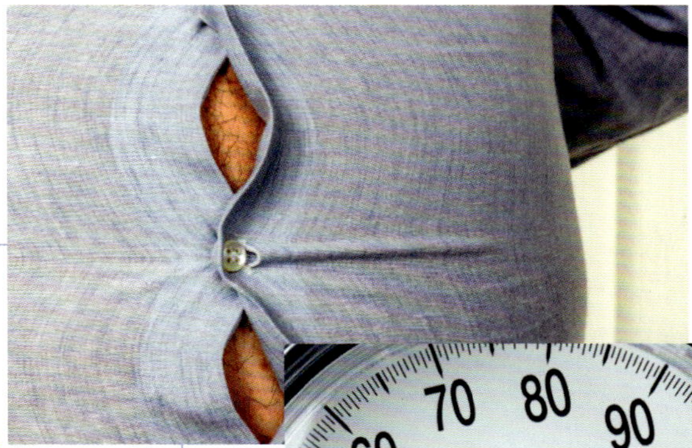

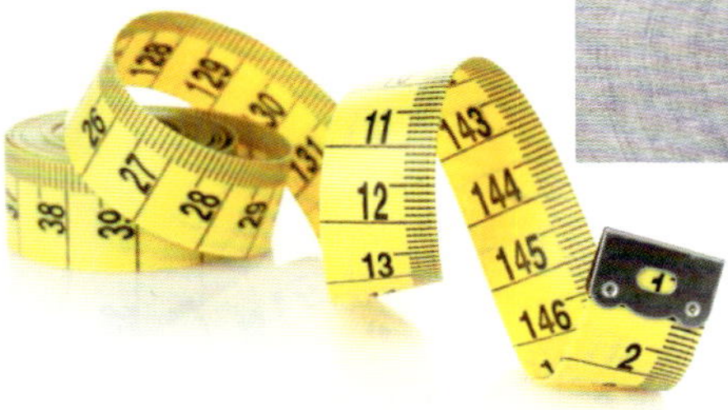

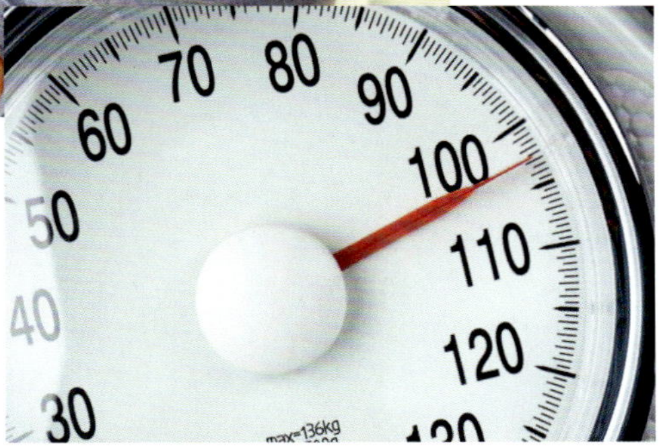

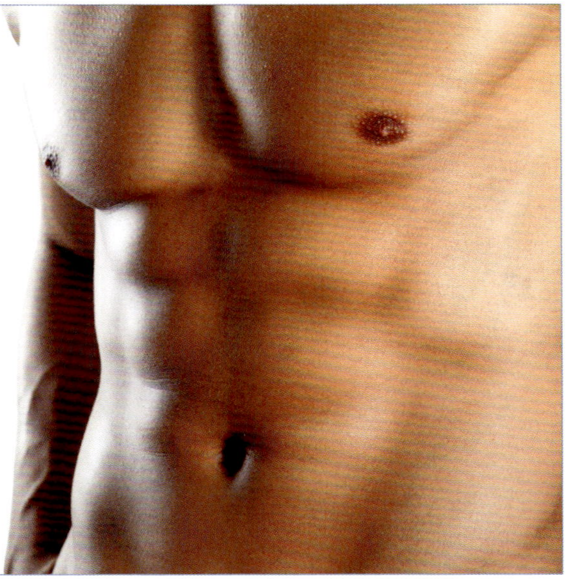

Die beste Vorbeugung zur Verhinderung von Bluthochdruck: lebenslang schlank bleiben

Wenn in der Familie Bluthochdruck bekannt ist (Eltern oder Großeltern), sollte man noch mehr als andere auf sein Gewicht achten. Schon übergewichtige Kinder und Jugendliche haben erhöhte Blutdruckwerte. Selbst Werte im oberen Normbereich können später im Erwachsenenalter schnell zu Bluthochdruck führen. Insbesondere wenn körperliche Inaktivität, Stress und salzreiche Ernährung hinzukommen, wird die weit überwiegende Mehrheit der Übergewichtigen zu Hypertonikern. Lebenslanges Normalgewicht kann davor bewahren.

Weitere Vorteile eines lebenslangen Normalgewichts:

- Verhinderung von Diabetes mellitus
- Entlastung der Gelenke
- Weniger Rückenschmerzen
- Besseres Blutfettprofil, weniger gefährliches LDL-Cholesterin
- Wahrscheinlich auch Verminderung von wichtigen Krebsformen

Wie kann man sein eigenes Gewicht einordnen? Dazu gibt es unterschiedliche Methoden. Die gängigste Berechnung ist der **Body-Mass-Index (BMI)**, der in Tabelle 3 dargestellt ist. Zur Verhinderung des Bluthochdrucks sollte der BMI immer möglichst unter 25 kg/m^2 sein (Normalgewicht). Der Vorteil des BMI ist die Berechnung des Körpergewichts mit einem Korrekturfaktor für die Körpergröße.

Aufgabe 1

Bestimmen Sie Ihren BMI oder ermitteln Sie anhand der Tabelle 3, welcher Gewichtsgruppe Sie zugehören.

$$\text{BMI} = \frac{(\ )\ \text{kg}}{(\ )\ \text{m} \cdot (\ )\ \text{m}}$$

Gewichtsgruppe =

Außerdem beruhen viele medizinische Studien und Empfehlungen auf dem BMI. **Der BMI allein** kann jedoch auch **in die Irre führen**, da sehr muskulöse Menschen fälschlicher Weise zu hoch eingeordnet werden. **Hier kann der Bauchumfang und**

Tab. 3: Einordnung in Gewichtsgruppen anhand Größe und Gewicht

Größe in cm	Normalgewicht (BMI 18,5–25)	Übergewicht (BMI 25–30)	Starkes Übergewicht (BMI über 30)
160	47,6 – 64,0 kg	64,1 – 76,8 kg	> 76,8 kg
164	49,8 – 67,2 kg	67,3 – 80,7 kg	> 80,7 kg
168	52,4 – 70,6 kg	70,7 – 84,7 kg	> 84,7 kg
172	54,8 – 74,0 kg	74,1 – 88,8 kg	> 88,8 kg
176	57,3 – 77,4 kg	77,5 – 92,9 kg	> 92,9 kg
180	60,0 – 81,0 kg	81,1 – 97,2 kg	> 97,2 kg
184	62,7 – 84,6 kg	84,7 – 101,6 kg	> 101,6 kg
188	65,5 – 88,4 kg	88,5 – 106,0 kg	> 106,0 kg
192	68,3 – 92,2 kg	92,3 – 110,6 kg	> 110,6 kg
196	71,2 – 96,0 kg	96,1 – 115,2 kg	> 115,2 kg
200	74,1 – 100,00 kg	100,1 – 120,0 kg	> 120,0 kg

der Körperfettanteil Abhilfe schaffen. Während für den Körperfettanteil zur Messung spezielle Waagen oder medizinische Geräte erforderlich sind, kann jeder seinen Bauchumfang selbst messen.

Apfel- und Birnenform des Körpers

Das gefährliche Fett ist das Bauchfett, das sich im Bauchraum um die Organe anlagert. Auch wenn man nicht in den Bauch hereinschauen kann, äußert sich ein erhöhter Bauchfettanteil durch einen großen Bauchumfang. Wenn dann der Hüftspeck gar nicht so im Vordergrund steht, spricht man von der Apfelform. Interessanterweise scheint der Hüftspeck, also die Fettansammlung im Gesäßbereich, bei geringerem Bauchumfang weit weniger gefährlich zu sein. Man spricht dann bildlich von der Birnenform. Hier gibt es komplizierte Berechnungen, bei denen der Bauchumfang durch den Hüftumfang geteilt wird. Die einfachste Methode sein eigenes Risiko zu bestimmen, ist jedoch die Messung des eigenen Bauchumfangs. Unabhängig von der Körpergröße gibt es hier Grenzwerte der Weltgesundheitsorganisation (WHO).

Wie messe ich meinen Bauchumfang?

Die Messung erfolgt nicht automatisch auf der Höhe des Bauchnabels oder an der breitesten Stelle sondern genau auf der Hälfte des Abstandes zwischen Rippenbogen und Beckenschaufel. Beide knöcherne Strukturen können an der Körperseite auch bei stärkerem Übergewicht getastet werden. Dann erfolgt eine Messung mittels Maßband waagerecht um den Bauch herum. Es ist darauf zu achten, dass nicht der Bauch eingezogen wird und normal weitergeatmet wird.

Die Normalwerte für den Bauchumfang orientieren sich an dem Herz-Kreislauf-Risiko, das in großen Untersuchungen für die jeweiligen Werte gefunden wurde. Somit ist der Bauchumfang an sich ein sogenannter kardiovaskulärer Risikofaktor. Er bestimmt zusammen mit anderen Risikofaktoren, z. B. dem Blutdruck, dem Rauchen oder einer körperlichen Inaktivität das Risiko für Herzinfarkt, Schlaganfall oder plötzlichen Herztod. Der Bauchumfang hat hier wahrscheinlich eine höhere Bedeutung als das Gewicht alleine oder der BMI.

Bauchumfang in cm	Risiko für Begleiterkrankungen
Männer ≥ 94	grenzwertig erhöht
Männer ≥ 102	deutlich erhöht
Frauen ≥ 80	grenzwertig erhöht
Frauen ≥ 88	deutlich erhöht

Falls der Bauchumfang erhöht ist, lohnt es sich daran zu arbeiten! Das **Bauchfett** muss reduziert werden, es **produziert Hormone, die den Blutdruck erhöhen**. Eine Kombination aus körperlichem Training und gesunder, ausgewogener Ernährung ist jetzt angesagt. Eine Kleidergröße weniger ist mit Geduld in 3 Monaten zu erreichen. Ein spezielles Programm, das zu einer Gewichtsabnahme an bestimmten Stellen führt existiert trotz anders lautender Versprechungen („Bauch, Beine, Po“) nicht. Bestimmte Krafttrainingsformen können jedoch die Bauchmuskulatur straffen, den Rumpf stabilisieren und insgesamt positive Effekte auf Aussehen und Haltung ausüben.

Fallbeispiel

Eine 40-jährige übergewichtige Patientin (BMI 29) gibt an, dass sie keinen Sport treibt und abends vor dem Fernsehen entweder täglich einen handelsüblichen Schokoriegel (ca. 500 kcal) oder auch gelegentlich einmal eine halbe Tüte Chips (ca. 400 kcal) zu sich nimmt.

Wie viel könnte sie in einem Jahr durch ein 3x wöchentliches schnelles Gehen (Walken) bei gleichzeitigem Weglassen des abendlichen Naschens vor dem Fernsehen abnehmen? Das 3x wöchentliche Walkingprogramm à 200 kcal ergibt im Jahr 30000 kcal zusammen mit dem Weglassen der täglichen Nascherei (minus 150000 kcal) ergibt umgerechnet insgesamt eine Gewichtsabnahme von fast 20 kg. Der BMI würde dadurch bei einer Körpergröße von 168 cm von 29 auf 22 sinken.
Kommentar: Auch wenn diese sehr starke Gewichtsabnahme gar nicht unbedingt das akute Ziel sein muss, zeigt sich doch, dass schon geringe Veränderungen der Lebensgewohnheiten sehr starke Auswirkungen auf BMI, Körpergewicht und Bauchumfang haben können.

Gewichtsabnahme um jeden Preis? Kein Stress!

Lebenslanges Normalgewicht ist oder wäre das Beste für die Gesundheit. Soweit so gut, aber jetzt wird es etwas komplizierter. Ab einem Alter von etwa 50-60 Jahren scheint leichtes Übergewicht bei Herz-Kreislaufpatienten sogar einen gewissen Schutz bei Erkrankungen auszuüben. Das soll aber kein Freifahrschein für Übergewicht oder sogar weitere Gewichtszunahme sein!

Was ist also zu tun? In der Altersgruppe ab 60 hat inzwischen in Deutschland etwa die Hälfte der Menschen einen zu hohen Blutdruck. Eine weitere Gewichtszunahme ist für Übergewichtige auf jeden Fall zu vermeiden. In der Praxis hat sich jedoch erwiesen, dass eine deutliche Gewichtsabnahme nur bei den allerwenigsten Patienten mit Bluthochdruck zu erreichen ist. Und nun wird es noch komplizierter: liegen chronische Erkrankungen vor, scheint eine Gewichtsabnahme das kardiovaskuläre Risiko auch nicht zu vermindern. Also werden Herzinfarkte und Schlaganfälle nicht zuverlässig reduziert und auch die Lebenserwartung steigt nicht an. Wie erwähnt: das gilt nur für die Älteren!

Die kritische Einstellung gegenüber einer Gewichtsabnahme um jeden Preis gilt ohne jeden Zweifel erst recht für eine Gewichtsabnahme mittels appetithemmender Medikamente. Hier zeigt sich ebenfalls, dass zwar eine Gewichtsabnahme erfolgreich möglich ist, das gesundheitliche Risiko jedoch nicht verbessert wurde – in einigen Studien trat sogar eine Verschlechterung ein, d. h. mehr Herzinfarkte oder Todesfälle.

Trotzdem zählt eine Gewichtsabnahme zu den erfolgreichsten Allgemeinmaßnahmen zur Blutdrucksenkung. Der Körper sollte jedoch nicht um jeden Preis und mit jeder erdenklichen Diät in eine Gewichtsabnahme gezwungen werden. Falls ein körperlich aktiver Lebensstil im Alltag und ein dosiertes Sporttreiben, eine gesündere Ernährung oder ein Stressabbau als Nebenwirkung auch eine Gewichtsabnahme mit sich bringen, wird niemand etwas dagegen sagen. Ein Dauerstress ausgelöst durch immer neues Diäten gepaart mit immer stärkerer Frustration hilft jedoch nicht.

Wichtig zu wissen

Das Optimum ist ein lebenslanges Normalgewicht (BMI max. etwa 25 kg/m^2). Bis etwa zu einem Alter von 50 Jahren sollte jeder Hypertoniker versuchen, mindestens ein Gewicht unter einem BMI vom 30, am besten unter 25 kg/m^2 anzustreben. Ab einem Alter von etwa 50–60 Jahren ist der Nutzen einer Gewichtsabnahme nicht mehr eindeutig bewiesen, das Ziel wäre dann eher, eine weitere Gewichtsabnahme zu vermeiden. Vorsicht vor einseitigen Diäten!

Hausaufgabe 6

Durch regelmäßige körperliche Aktivität, eine gemäßigte Verringerung der Kalorien und das Weglassen von Süßigkeiten oder Salzgebäck zwischen den Mahlzeiten senke ich über ein Jahr mein Gewicht um etwa 5% und versuche meinen Bauchumfang zu normalisieren.

8 Keine Angst vor Tabletten

Blutdrucksenker verhindern Schlaganfall und Herzinfarkt

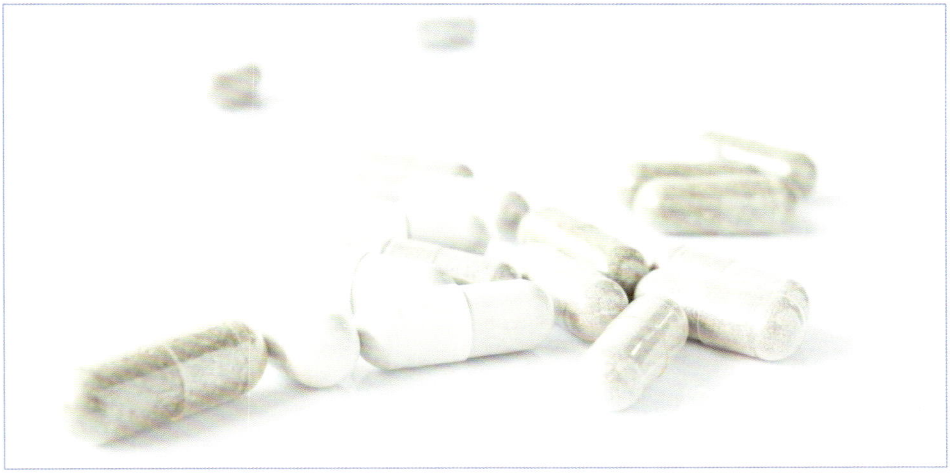

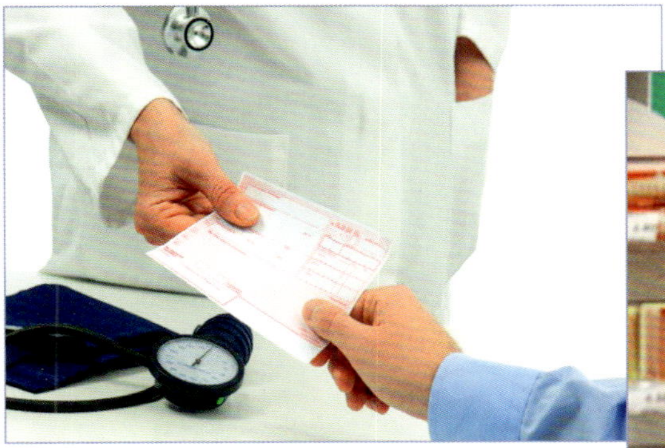

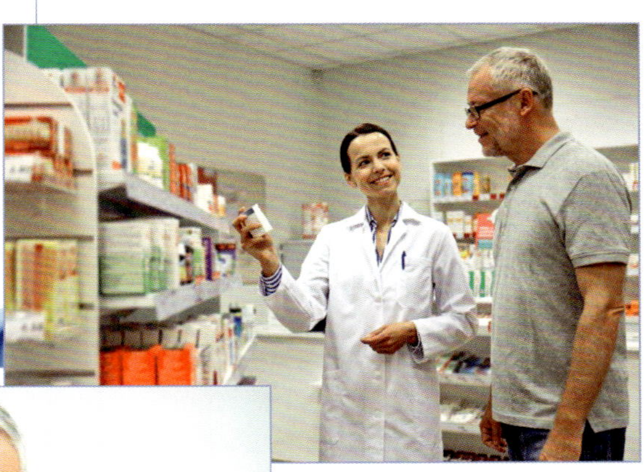

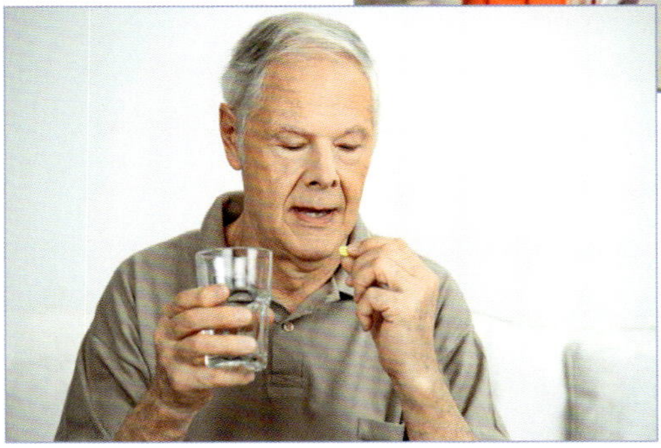

Sagen Sie mal, Herr Doktor. Warum verschreiben Sie mir eine Tablette gegen meinen hohen Blutdruck?

Wenn Sie bis zu dieser Seite geschafft haben, wissen Sie schon, dass eine dauerhafte Erhöhung des Blutdrucks zu Schäden an Herz, Gehirn, Nieren, Augen und Gefäßen führt. In den Kapiteln über Bewegung, Ernährung, Stress und Bauchumfang haben Sie gelernt, wie Sie mit Atemyoga, Bewegung oder Vermeidung des Salzstreuers Ihren Blutdruck ohne Chemie auf gesunde Werte bringen können. In der Vorbeugung wirken die Änderungen der Lebensgewohnheiten Wunder und verhindern bei Menschen mit erblicher Veranlagung, dass es überhaupt zu einer Bluthochdruckerkrankung kommt. Auch bei milden Formen, wenn Ihre Selbstmessungen noch unter 150/95 mmHg liegen, kann mit ausreichender Disziplin oft noch auf Tabletten verzichtet werden.

Was aber, wenn nach schweißtreibenden Wochen im Fitness-Studio und Abschmelzen des Bauchumfanges keine Besserung in Sicht ist? Wenn meine Werte zu Hause im Schnitt immer noch über 135/85 mmHg liegen und ich ein erhöhtes Risiko für Schlaganfall habe? In solchen Fällen, insbesondere wenn bereits Gefahr für Herz und Gefäße droht, verordnet Ihr Arzt Ihnen einen Blutdrucksenker.

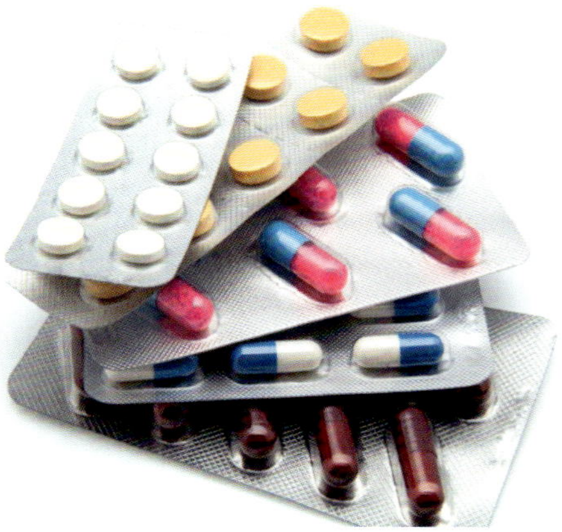

Der Gang mit dem Rezept zur Apotheke ist für viele Menschen schwer, da sie mit der regelmäßigen Einnahme einer Pille zum chronisch Kranken (ab-)gestempelt werden. Warum also diese Pillen nehmen, wo mir noch gar nichts weh tut? Und außerdem: Was für schreckliche Sachen alles in dem Beipackzettel mit den Nebenwirkungen stehen!

Lassen Sie sich davon nicht abschrecken und entmutigen. Verantwortungsbewusst eingesetzt, haben Sie auf Dauer mehr Nutzen als Schaden von einer Behandlung mit Blutdrucksenkern. Dieser Nutzen konnte in einer Langzeitbeobachtung im Rahmen der Framingham-Studie (siehe auch Kapitel „Wie hoch ist mein Risiko für Herzinfarkt und Schlaganfall?") eindrücklich belegt werden. Nach 10 Jahren hatten Patienten mit Behandlung ein um 60% geringeres Risiko für Herz-Kreislauf-Probleme als solche ohne Behandlung. Besonders wirksam ist eine medikamentöse Behandlung in der Verhinderung des Schlaganfalls. Mit wenigen anderen Behandlungen ist man so erfolgreich in der Vorbeugung von Krankheiten wie mit der Behandlung des Bluthochdrucks.

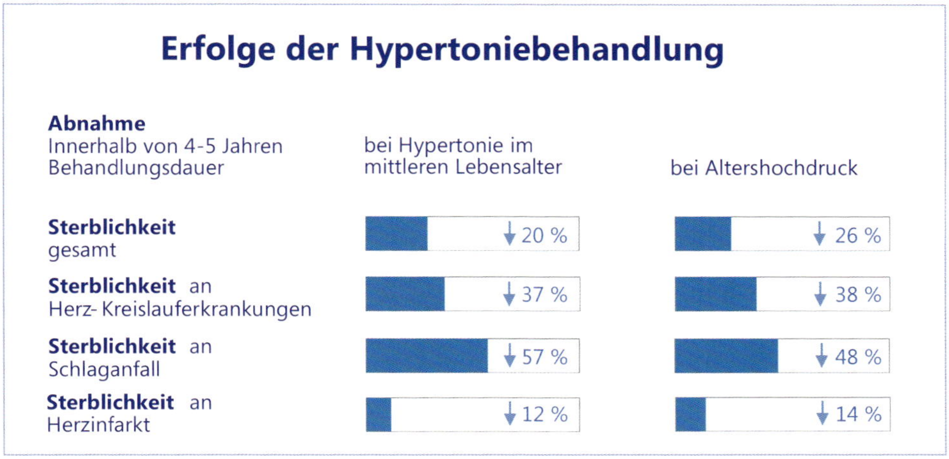

Abb. 20

Wie wirken denn diese Blutdrucksenker überhaupt?

Bis in die 60er Jahre gab es überhaupt noch keine Medikamente gegen hohen Blutdruck. Vorher hatten sich die Ärzte mit Aderlass oder starken Beruhigungsmitteln zu helfen versucht. Diese Maßnahmen wirkten natürlich nur kurzfristig und waren, im Falle der Beruhigungsmittel, nur mit Schlaf, aber nicht mit einem normalen Leben vereinbar.

Aber: So beschränkt diese Mittel waren, sie zeigen uns schon zwei Angriffspunkte, die sich die Medikamente zu Nutze machen. Verminderung von Stress oder Flüssigkeitsentzug wurden später in Form von Medikamenten wie Beta-Blocker, Clonidin oder Diuretika umgesetzt. Clonidin ist ein Medikament, das im Gehirn die Aktivität des Stressnervs vermindert und so den Blutdruck senkt (s. auch Kapitel 5, Stress und Vegetatives Nervensystem). Diuretika wirken über die Nieren und sorgen durch eine vermehrte Wasserausscheidung für eine Blutdrucksenkung.

Eine der ersten Blutdrucksenker wurde in den 60er Jahren in England entwickelt und war ein sogenannter Beta-Blocker. Beta-Blocker wirken direkt am Herzen und beeinflussen den Puls und die Austreibung des Blutes. Das Herz pumpt langsamer, die Herzarbeit wird gedämpft.

Obwohl diese erste Generation von Blutdrucksenkern wie Beta-Blocker, Clonidin und Diuretika sehr wirksam den Blutdruck und damit die Gefahr für Schlaganfall und Herzversagen senkten, forschte man in den folgenden Jahren nach geeigneteren Stoffen. Schon länger war ja bekannt, dass Bluthochdruck eine Folge der Gefäßverengung ist (s. Einleitung, Verengung kleiner Blutgefäße). Was lag also näher als Medikamente zu entwickeln, die die Gefäße erweitern und so den Druck senken? Das Ergebnis dieser langjährigen Forschungen waren Wirkstoffe wie Calcium-Blocker, ACE-Hemmer und Angiotensin-Blocker (sog. Sartane). Alle diese Medikamente erweitern die Gefäße, senken den Blutdruck und somit Ihr Risiko für Schlaganfall oder Nierenversagen. Die ACE-Hemmer und Sartane wirken zusätzlich, indem sie blutdrucksteigernde Botenstoffe (Hormone) außer Kraft setzen.

Soll ich das Medikament trotz der vielen Nebenwirkungen im Beipackzettel nehmen?

Die Arzneimittelhersteller packen jede Menge unverständlicher Informationen in den Beipackzettel hinein, um sich rechtlich abzusichern. Sie als Patient sind am Ende nur verunsichert, da Sie aufgrund der vielen möglichen Nebenwirkungen keine vernünftige Abwägung der Vor- und Nachteile der Tablette machen können. Ihr Arzt hat aber genau diese Abwägung von Nutzen durch Drucksenkung einerseits und mögliche Nebenwirkungen andererseits beim Ausstellen des Rezeptes bereits vorgenommen. Fragen Sie Ihren Arzt, wenn Sie den Beipackzettel nicht verstanden haben.

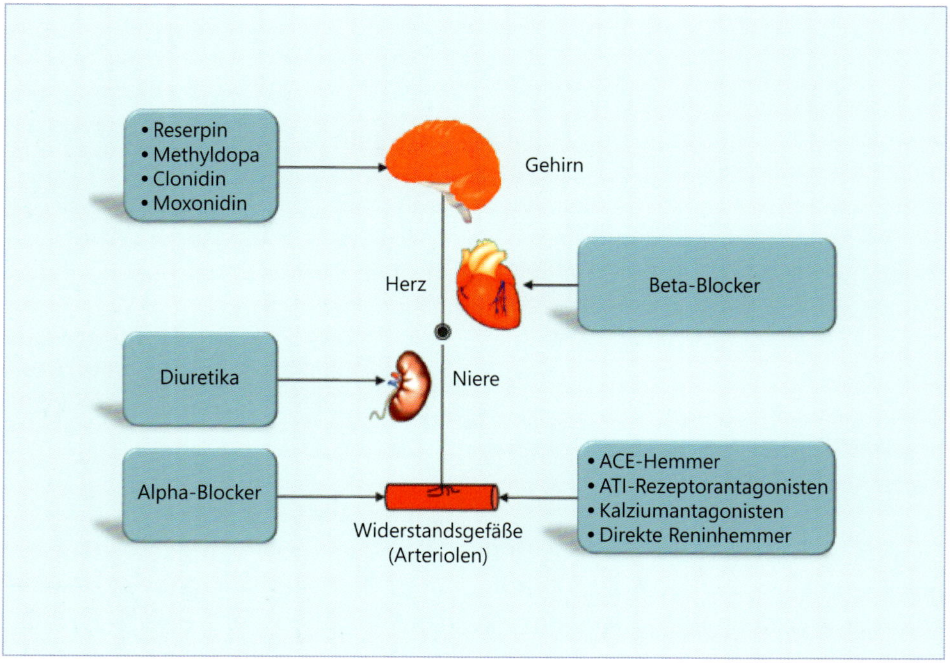

Abb. 21: Eine Übersicht der verschiedenen Medikamente und ihrer Wirkungsweise

Wichtig zu wissen

Man kann vereinfacht sagen, dass der verantwortungsbewusste Einsatz von Blutdrucksenkern deutlich mehr nutzt als schadet.

Besonders Patienten mit sehr stark erhöhten Blutdruckwerten berichten nach Beginn einer Behandlung anfangs über Mattigkeit und ein Gefühl der Leere im Kopf. Es handelt sich bei diesen Fällen um eine Reaktion des Gehirns auf eine starke Blutdrucksenkung.

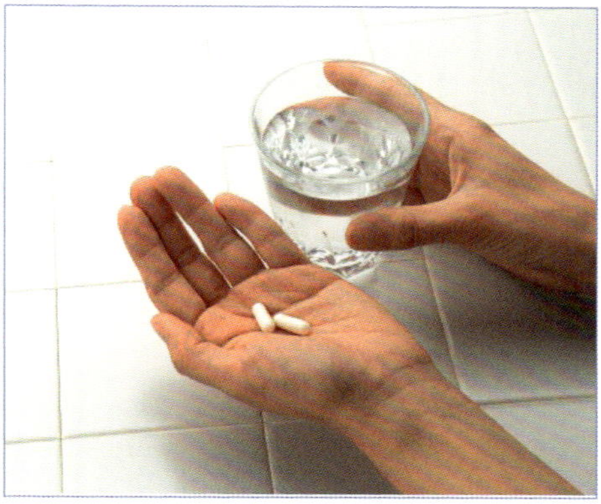

Fallbeispiel

Ein 40-jähriger Mann besuchte uns wegen eines seit der Jugend bestehenden Bluthochdrucks. Er war durch beide Eltern bezüglich Bluthochdrucks erblich vorbelastet. Der junge Mann war sportlich, schlank und ernährte sich, wegen der erblichen Vorbelastung, vegan. Zuletzt hatte er zu Hause Blutdruckwerte im Schnitt von 130/110 mmHg gemessen. Eine medikamentöse Behandlung hatte er bis zuletzt abgelehnt, aus Sorge vor Potenzstörungen. Der Anlass für seinen Besuch in unserer Ambulanz war ein Schlaganfall der 65-jährigen Mutter kurz zuvor. Ich verordnete einen Calciumantagonisten mit langer Wirkdauer.

Nach 2 Wochen rief mich der Patient an und klagte über leichten Schwindel. Die Blutdruckwerte seien aber bei keiner Messung unter 100 mmHg systolisch gegangen, waren also nicht zu niedrig. Da der Patient über ein Blutdruckgerät mit Blutdruck-App verfügte, konnte er mir sämtliche Daten mit Mittelwerten der letzten 2 Wochen zusenden. Die mittleren Werte waren mit 120/80 mmHg recht schnell auf optimale Werte zurückgegangen.

Was war passiert? Das Gehirn unseres Patienten hatte sich über lange Zeit an die stark erhöhten Werte gewöhnt. Der Abfall des diastolischen Drucks von 110 auf 80 mmHg war dem Gehirn zu schnell gegangen. Ich erklärte dem Patienten die Harmlosigkeit der Beschwerden und ermutigte ihn die Tablette weiter einzunehmen. Weitere 2 Wochen später waren die Beschwerden komplett verschwunden bei unveränderten Werten.

Auf welche Werte sollte der Blutdruck eigentlich runter? Und wie schnell sollte man mit der Behandlung beginnen?

Gute Frage! Werfen wir noch einmal einen Blick auf unsere Tabelle aus dem dritten Kapitel. Je mehr die Ampel von grün nach rot geht, desto höher steigt Ihr persönliches Risiko und die Notwendigkeit einer Behandlung mit Medikamenten. Wie Sie bereits wissen, hängt Ihr Risiko nicht nur von der Höhe des Drucks ab, sondern auch von weiteren Risikofaktoren und Begleiterkrankungen.

Behandlung in Abhängigkeit vom Herz-Kreislauf-Risiko

Heimmessung	Leichte Hypertonie	Mittlere Hypertonie	Schwere Hypertonie
Keine Risikofaktoren	Niedriges Risiko	Moderates Risiko	Hohes Risiko
1–2 Risikofaktoren	Moderates Risiko	Moderates Risiko	Sehr hohes Risiko
> = 3 Risikofaktoren, Diabetes/Endorganschaden	Hohes Risiko	Hohes Risiko	Sehr hohes Risiko
kardiovaskuläre oder renale Begleiterkrankungen	Sehr hohes Risiko	Sehr hohes Risiko	Sehr hohes Risiko

- Niedriges Risiko: Zunächst keine Medikamente sondern den Lebensstil ändern. Nach 6 Monaten nochmalige Kontrolle.
- Moderates Risiko: Lebensstil ändern. Kontrolle nach 3 Monaten. Wenn dann noch zu hoch Blutdrucksenker erwägen.
- Hohes Risiko: Bei schwerer Hypertonie medikamentöse Therapie sowie Lebensstil ändern. Bei leichter bis mittlerer Hypertonie Lebensstil ändern. Wenn weiterhin zu hoch, zusätzlich Blutdrucksenker.
- Sehr hohes Risiko: Medikamentöse Therapie sowie Lebensstil ändern.

Sie sehen also: Nicht jeder muss sofort mit Tabletten behandelt werden. So sollte man z. B. bei bewegungsscheuen, übergewichtigen Patienten mit wenig Risikofaktoren (Ampel grün bis gelb) zunächst mal ohne Medikamente arbeiten. Durch Ausdauer- aber auch Kraftsport sollte der Bauchumfang und damit auch der Blutdruck runter zu kriegen sein.

Wichtig zu wissen

Nicht jeder Bluthochdruck muss sofort mit Medikamenten behandelt werden. Bei niedrigem Risiko sollte erst einmal der Lebensstil geändert werden.

Hat ein Patient aber z. B. schon einen Schlaganfall gehabt, so steht die Ampel auf Rot. Wir würden in diesem Fall auch bei mildem Bluthochdruck Blutdrucksenker empfehlen.
Bleibt der Blutdruck ohne Medikamente unter 135/85 mmHg? Glückwunsch! Sie haben durch viel Disziplin Ihren Druck und damit Ihr Risiko erfolgreich verringert. Bleiben Sie dran und messen Sie regelmäßig.

Hausaufgabe 7

Bei niedrigem Risiko versuchen Sie zunächst durch Lebensstiländerungen ohne Medikamente Ihre Heimmesswerte unter 135/85 mmHg zu kriegen. Bei hohem Risiko oder schwerer Hypertonie nehmen Sie nach ärztlicher Verordnung Ihre Blutdrucksenker wie ein Schweizer Uhrwerk.

9 Aussichtslose Fälle gibt es nicht

Der Hypertensiologe kann helfen

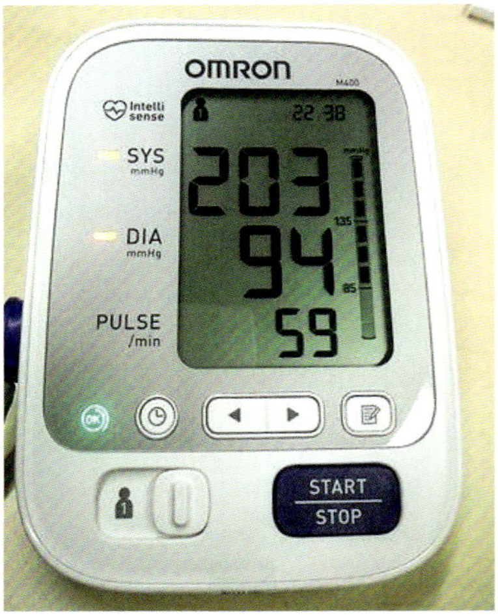

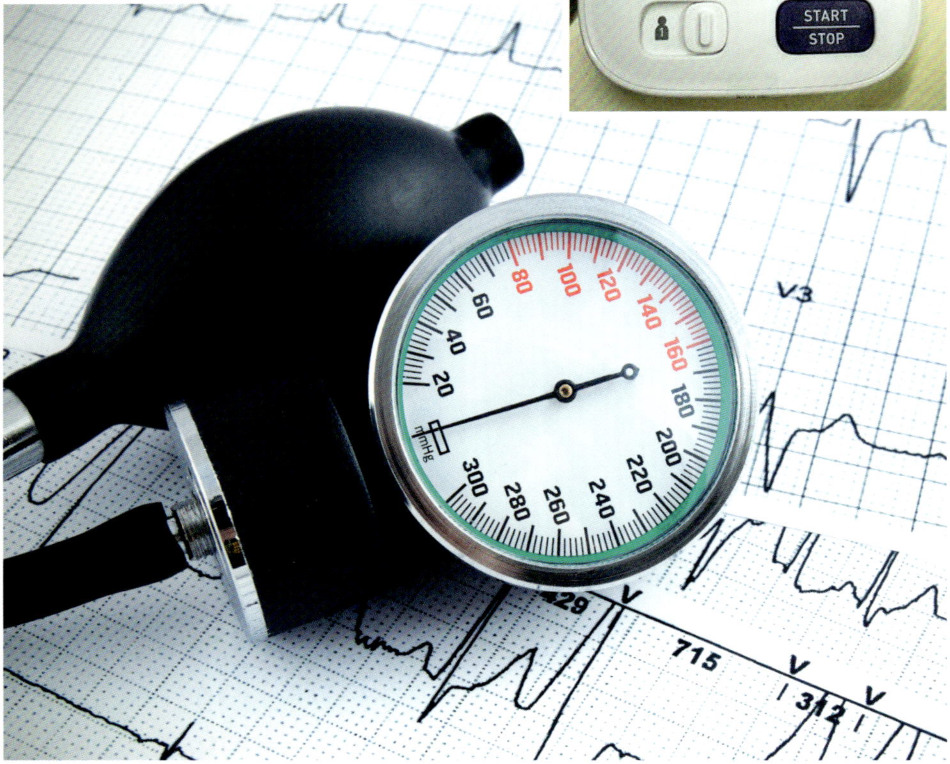

„Aussichtlose Fälle? Die gibt es in meiner Sprechstunde nicht!" Dieser Ausspruch stammt von Franz Messerli, einem der bekanntesten Hochdruckspezialisten, „Hypertensiologe", weltweit.

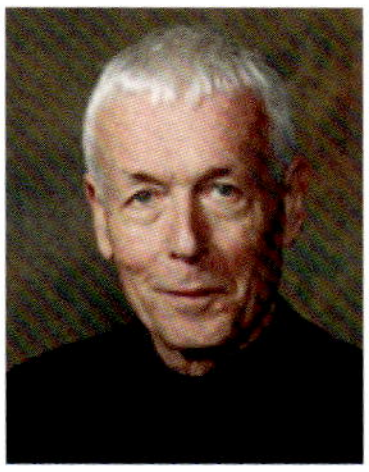

Was sind denn eigentlich genau aussichtslose Fälle?

Im Mediziner-Deutsch sprechen wir von einer „Therapieresistenten Hypertonie". Wir meinen damit, dass der Bluthochdruck trotz Einsatz von mindestens drei verschiedenen Medikamenten nicht auf normale Werte einzustellen ist. Von allen Betroffenen scheint bei ca. 10% eine solche therapieresistente Hypertonie vorzuliegen. Die Ursachen sind sehr vielfältig und wir wollen im Folgenden nur die wichtigsten herausgreifen.

Häufige Ursachen für Therapie-Versagen

- Mangelnde Therapie-Treue.
  Tabletten landen im Mülleimer.
- Weißkittel Hypertonie.
  Der Arzt treibt die Werte in die Höhe.
- Schlafbezogene Atemstörungen.
- Schnarcher mit Atemaussetzern.
- Versteifte Aorta.
  Die Hauptschlagader ist stark verkalkt und dehnt sich nicht mehr.

Seltene Ursachen für Therapieversagen

- Hormonelle Ursachen. Botenstoffe wie Schilddrüsenhormone oder Nierenhormone spielen verrückt.
- Schwere Nierenerkrankung. Die Niere scheidet nicht mehr genug aus.
- Verengte Nierenarterie.
- Verengte Aorta. Der Blutdruck ist nur an den Armen aber nicht an den Beinen erhöht.

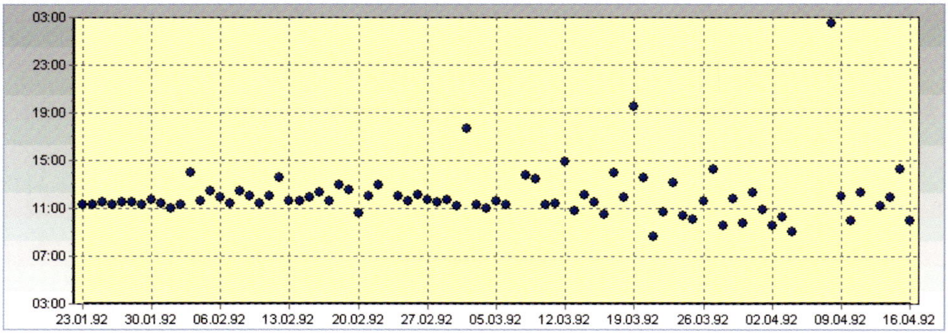

Abb. 22: Therapietreue: Von regelmäßig zu Therapie-Untreue.
Nach Verordnung eines Blutdrucksenkers am 23.1. zunächst täglich pünktliche Einnahme morgens (blauer Punkt). Nach einigen Wochen immer unregelmäßigere Einnahme und immer längere Aussetzer. Der Blutdrucksenker wirkt dann scheinbar nicht mehr.

Was wird Sie Ihr Arzt fragen?

Er wird Sie als allererstes fragen, ob Sie denn alle Tabletten der letzten Verordnung wie ein Schweizer Uhrwerk eingenommen haben. Wenn die Hälfte Ihrer Pillen im Mülleimer gelandet ist, so ist der Fall geklärt. Seien Sie bei dieser Frage ganz ehrlich! Ohne Kenntnis Ihrer Therapietreue wird Ihnen Ihr Arzt immer mehr Tabletten verordnen, da er fälschlicherweise davon ausgeht, dass die bisher verordneten Medikamente nicht wirken. Suchen Sie ein offenes Gespräch, erklären Sie Ihre Gründe warum Sie Ihre Pillen nicht mehr genommen haben.
Häufig sind es unbegründete Ängste vor Nebenwirkungen, wie beispielsweise „ich habe gehört, das geht auf den Magen und die Leber". Sprechen Sie mit Ihrem Arzt darüber! Wenn Sie tatsächlich Nebenwirkungen haben, wird Ihr Arzt das Mittel absetzen und durch ein anderes ersetzen. Wenn Sie Probleme mit der regelmäßigen Tabletteneinnahme haben, verbinden Sie die Einnahme mit einem Ritual. Legen Sie die Pillen neben die Zahnbürste, den Rasierer oder die Nachtcreme.

Wie war das noch mit dem weißen Kittel?

Wenn Ihre Blutdruckwerte nur beim Anblick eines Krankenhauses oder eines Arztes im weißen Kittel erhöht sind, sprechen wir von Weißkittel-Hochdruck. Wenn Sie selber zu Hause messen, sind die Werte in solchen Fällen normal. Bei unklaren Fällen hilft eine Langzeitblutdruckmessung über 24 Stunden (s. auch Kapitel „Beim Blutdruckmessen nicht verrückt machen lassen").

Gestörte Nachtruhe

Ihr Partner ist aus dem Schlafzimmer ausgezogen, da Sie zu laut schnarchen? Ihr Partner ist besorgt, da Sie nachts immer wieder mal Atemaussetzer haben? Diese Zeichen können darauf deuten, dass die Ursache eine sogenannte „Schlafbezogene Atemstörung ist". Durch die Atemaussetzer erhält das Gehirn im Schlaf zu wenig Sauerstoff. Es reagiert mit höchster Alarmbereitschaft, Stresshormone werden freigesetzt und erhöhen den Blutdruck. Eine endgültige Abklärung erfolgt beim Hypertensiologen oder bei einem Schlafmediziner.

Was passiert denn eigentlich, wenn nur der obere Blutdruck nicht runter geht, der untere aber sehr niedrig ist?

Wie Sie im ersten Kapitel gelernt haben, sprechen wir bei Werten von zum Beispiel 170/60 mmHg von einer „Isolierten systolischen Hypertonie". Sie ist die häufigste Hochdruckform und tritt insbesondere im Alter auf. Mit zunehmenden Lebensjahren kommt es zu einer Verkalkung der Aorta und einem steten Verlust an elastischen Fasern. Ähnlich wie bei einem spröde gewordenen Gartenschlauch kann sich dann die Aorta nicht mehr so gut ausdehnen und auch nicht mehr so gut zusammenziehen. Leider gibt es noch kein „Calgon" für die Aorta, womit der Kalk aus der Hauptschlagader rausgeht. Aus diesem Grund ist diese Hochdruckform oft auch so schwer zu behandeln. Es gibt aber inzwischen Messgeräte, mit denen ein Spezialist die Steifigkeit der Aorta messen kann. Und nicht nur das. Mit diesen Geräten kann man auch messen, ob die Medikamente die richtige Wirkung auf das Steifigkeitsproblem haben.

Wichtig zu wissen

Die wichtigste Ursache für sog. „Therapieversagen" ist eine mangelnde Einnahme-Treue. Eine stark versteifte Aorta kann ebenfalls Ursache sein.

Was macht denn eigentlich der Hypertensiologe mit mir?

Hypertensiologen sind Fachärzte der Inneren Medizin, die eine spezielle Ausbildung für die Behandlung von Hochdruckpatienten durchlaufen haben. In Deutschland wird diese Ausbildung von der Deutschen Hochdruckliga organisiert. Ärzte, die diese Ausbildung abgeschlossen haben und sich auch jährlich auf diesem Gebiet weiterbilden, tragen die Bezeichnung „Hypertensiologe DHL". Darüber hinaus gibt es Hypertonie-Zentren, die von der Deutschen Hochdruckliga und von der Europäischen Hochdruckliga zertifiziert werden. Hypertensiologen und Hypertonie-Zentren in Ihrer Nähe finden Sie auf den Homepages der Gesellschaften (www.hoch druckliga.de, www.eshonline.org/spotlights/esh-excellence-centres).

Wenn Sie einen Termin bei einem Hypertensiologen haben, nehmen Sie sich dafür viel Zeit und bringen Sie alle bisherigen Krankenunterlagen mit. Er wird sich anhand der Unterlagen und Ihrer Krankheitsgeschichte noch einmal ein komplett neues Bild machen. In der Regel sind auch weiterführende Untersuchungen wie z. B. Ultraschall, Blutuntersuchungen, Belastungs-EKG, Langzeitblutdruck, Gefäßuntersuchungen oder Magnetresonanztomographie (MRT) notwendig.

In Spezial-Ambulanzen messen wir auch die Funktion des vegetativen Nervensystems (s. auch Kapitel „Mit Atem-Yoga den Druck wegatmen"). Diese Messung zeigt an, ob Stress als Auslöser für stark erhöhte Blutdruckwerte in Frage kommt.

Hausaufgabe 8

Wenn meine Blutdruckwerte zu Hause trotz gewissenhafter Einnahme von drei und mehr Blutdrucksenkern nach wie vor deutlich erhöht sind, mache ich Folgendes: Ich bitte meinen Hausarzt um eine Überweisung an einen Hypertensiologen zur weiteren Abklärung und Behandlung.

10 Frauenherzen schlagen anders

Blutdruck bei Frauen und Männern

Lange Zeit wurde der Bluthochdruck als „Managerkrankheit" angesehen. Sowohl erhöhte Blutdruckwerte als Komplikationen des Bluthochdrucks wie ein Herzinfarkt waren typische „Männerkrankheiten". Richtig ist, dass jüngere Frauen sowohl gegenüber Bluthochdruck als auch gegenüber Herzinfarkten lange Jahre einen gewissen Schutz aufweisen.

Wichtig zu wissen

Mythen zum Blutdruck bei Männern und Frauen:

Erhöhte Blutdruckwerte bei Männern sind Bluthochdruck.
Erhöhte Blutdruckwerte bei Frauen sind Kreislaufreaktionen auf „Stress".

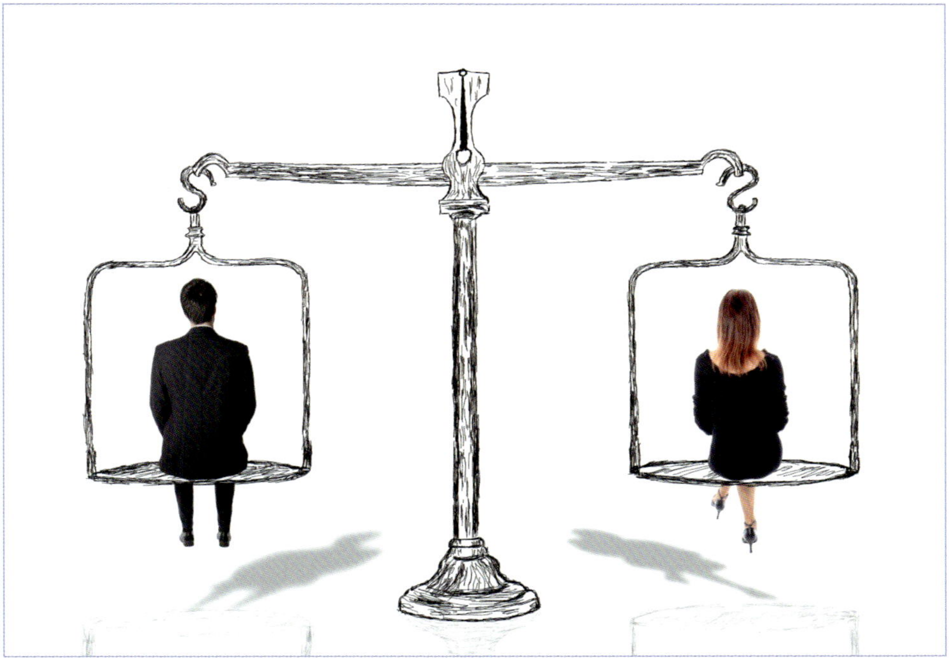

Trotzdem ist es natürlich falsch, dass erhöhte Blutdruckwerte bei Frauen eine nicht so gravierende Tatsache darstellen. Bis zu einem Alter von etwa 45 Jahren kommt der Bluthochdruck bei Frauen wesentlich seltener vor und Frauen sind auch von Herz-Kreislauf-Erkrankungen im Vergleich zu gleichaltrigen Männern weniger häufig betroffen. Weibliche Hormone wie Östrogene scheinen einen Schutz auszuüben.

Dann folgt zwischen 45 und 65 eine Grauzone, in der sowohl Bluthochdruck als auch Herzkrankheiten bei Frauen immer häufiger werden. Sie holen hier gegenüber den Männern auf. Das hängt mit hormonellen Umstellungen im Rahmen der Wechseljahre, also der Menopause zusammen. Die Östrogenspiegel sinken und Gefäßverkalkung (Arteriosklerose) bei Frauen nimmt zu. Diese ist für die meisten Herz-Kreislauf-Erkrankungen verantwortlich und der Risikofaktor Nummer 1 für Herzinfarkt und Schlaganfall. Als besonders tückisch erweist sich die Tatsache, dass Herzerkrankungen bei Frauen nicht die typischen Symptome aufweisen. Bei Männern deuten Brustenge und starke linksseitige Brustschmerzen, die in den Arm ausstrahlen können, auf einen Infarkt hin. Bei Frauen sind Symptome oft untypisch, können sich als Bauch- oder Rückenschmerzen maskieren.

Wichtig zu wissen

Bluthochdruck, Hormone und Wechseljahre

Der Abfall der Östrogene trägt zum starken Anstieg des Blutdrucks und des kardiovaskulären Risikos bei Frauen in und nach den Wechseljahren bei.
In allen Studien zeigte sich bedauerlicherweise, dass eine Gabe von Östrogenen untauglich ist, Herzkrankheiten und Bluthochdruck zu verhindern. Ein gesunder Lebensstil, regelmäßige Bewegung und eine gesunde Ernährung sind eine bessere Vorbeugung.

Frauen werden aber häufig von Ärzten (aber auch Ärztinnen!) nicht so ernst genommen. Herzkrankheiten und leider auch Bluthochdruck werden eben manchmal noch als typische männliche Krankheit wahrgenommen. Frauen bekommen so etwas nicht. Trotzdem sind Herz-Kreislauf-Erkrankungen die häufigste Todesursache auch bei Frauen. Die Gefahr, an einem Herzinfarkt, Schlaganfall oder plötzlichen Herztod zu sterben ist insgesamt bis zu zehnfach höher als die Lebenszweit-Sterblichkeit an Brustkrebs.

Nach der Grauzone, mit einem Alter von über 65 Jahren sind Bluthochdruck und Herzinfarkt bei Frauen fast genauso häufig wie bei Männern. Wenn aber eine Gefäßschädigung durch Bluthochdruck, die Arteriosklerose bei Frauen eintritt, ist sie besonders tückisch. Die Sterblichkeit beim Herzinfarkt ist bei den Frauen höher als bei den Männern. Ältere Frauen sind Problemfälle der Prävention. Sie bewegen sich noch weniger als die männlichen Altersgenossen. Auch und gerade bei ihnen muss der Blutdruck gut kontrolliert und behandelt werden. Falsch sind auch früher angenommene höhere Grenzwerte für den Blutdruck im Alter. Der systolische („obere") Blutdruck wurde häufig bis zu einem Wert von „100 plus Lebensalter" als normal angesehen. Das hat sich als falsch herausgestellt. Nur bei über 80-Jährigen kann man die Therapieziele etwas lockern, dann reicht die Blutdrucksenkung auf 150/90 mmHg aus. Da die Lebenserwartung bei Frauen nach wie vor höher als bei Männern ist, sind in dieser Altersgruppe besonders viele Frauen mit Bluthochdruck anzutreffen.

Eine Sonderform des Bluthochdrucks tritt in der Schwangerschaft auf. Hier sind zwei Formen zu unterscheiden:

1. Schwangerschaft bei bereits vorbestehendem Bluthochdruck. Bluthochdruck ist keine Kontraindikation für eine Schwangerschaft. Vor Beginn sollte jedoch die Therapie ggf. umgestellt werden, da bestimmte Medikamente in der Schwangerschaft nicht eingesetzt werden dürfen. Hier sind engmaschige Kontrollen des Blutdrucks während der Schwangerschaft notwendig.

2. Bluthochdruck ausgelöst durch die Schwangerschaft, häufig noch mit weiteren Komplikationen wie Ödemen (Wasseransammlungen im Gewebe) und Nierenschädigung. Diese Schwangerschaftskomplikation muss genauestens im Auge behalten und behandelt werden. Durch manchmal schnelles Fortschreiten kommt es zu dramatischen Blutdruckerhöhungen, schweren Ödemen und Nierenversagen bis hin zur Lebensgefahr für Mutter und ungeborenem Kind.

Ungefähr 5–7% aller Schwangeren sind von einer schwangerschaftsbedingten Hypertonie betroffen. Neben der allgemeinen Schädigung von Herz und Gefäßen beim Bluthochdruck sind die Risiken während der Schwangerschaft eine Wachstumsverzögerung des ungeborenen Kindes, vorzeitige Plazentaablösung mit Fehlgeburt sowie andere Schädigungen durch Sauerstoffmangel. Schwere Formen des Schwangerschaftshochdrucks treten vor allem nach der 20–25. Schwangerschaftswoche auf und werden „Präeklampsie" genannt. Hier ist schnelles therapeutisches Handeln gefragt. Jeder Bluthochdruck bei Frauen mit Kinderwunsch und auch bei Schwangeren mit neu aufgetretenem Hochdruck sollte von einem Hypertensiologen ggf. gemeinsam mit Spezialisten für Risikoschwangerschaften behandelt werden.

Fallbeispiel

Eine 18-jährige Frau stellt sich mit einem Blutdruck von 158/102 in der Blutdruckambulanz vor. Bisher sei der Blutdruck immer normal gewesen, keine Vorerkrankungen bekannt. Die Mutter leidet an Bluthochdruck. Auf weiteres Befragen gibt sie an, seit etwa einem halben Jahr die Pille zu nehmen. Nach Ausschluss anderer Ursachen für den Bluthochdruck und Absetzen der Antikonzeption sank der Blutdruck nach 3 Monaten auf 132/80 mmHg ab.

Hausaufgabe 9 für Frauen

Ich lasse meine Blutdruckwerte regelmäßig kontrollieren insbesondere bei Einnahme der „Pille". Spätestens ab den Wechseljahren nehme ich gelegentlich erhöhte Blutdruckwerte sehr ernst und lasse mich nicht mit Floskeln wie „stressbedingt" beruhigen.

11 Hilfe zur Selbsthilfe

Hochdruckexperte werden

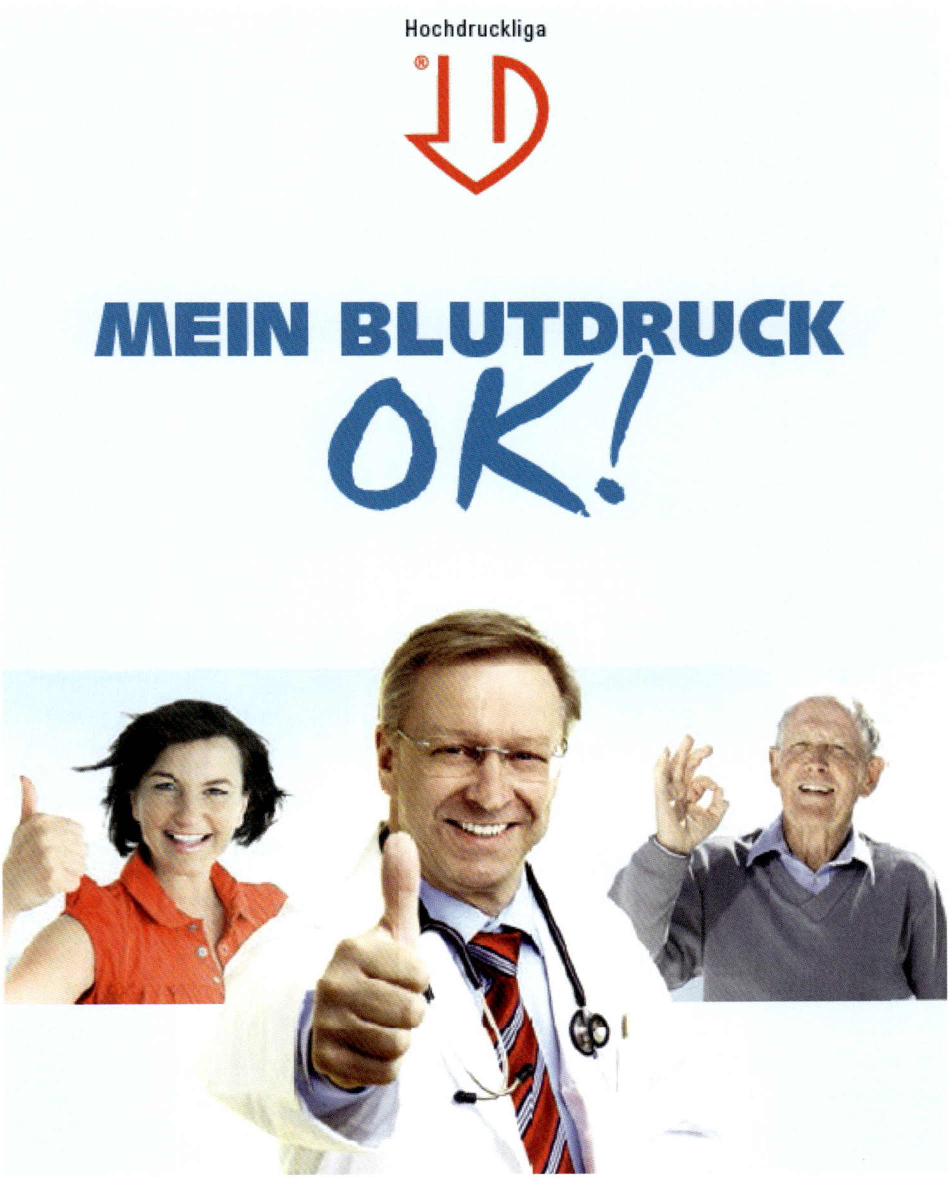

Nicht jeder Bluthochdruck lässt sich durch eine gesunde Lebensführung vermeiden. Es ist jedoch bekannt, dass Menschen, die über die Krankheit Bluthochdruck gut Bescheid wissen, einen wichtigen eigenen Beitrag zur Behandlung leisten können. Die Deutsche Hochdruckliga hat ein neues Schulungsprogramm mit dem Titel „Mein Blutdruck – OK!" konzipiert. Die Hypertonieschulung wird in der Regel von Hypertoniespezialisten, den Hypertensiologen, in ihrer Arztpraxis durchgeführt. Das Schulungsprogramm besteht aus 5 Modulen. Diese Module sind in der folgenden Tabelle dargestellt.

MODUL 1
BLUTDRUCK-REGULATION

Ursachen für erhöhte Blutdruckwerte, Zielblutdruckwerte, Diagnostik

MODUL 2
NICHTMEDIKAMENTÖSE BEHANDLUNG I

Gewichtskontrolle, reduzierte Kochsalzaufnahme, Steigerung der körperlichen Aktivität, Rauchverzicht, begrenzter Alkoholkonsum

MODUL 2
NICHTMEDIKAMENTÖSE BEHANDLUNG II

Entspannung, Selbstmessung des Blutdrucks, Hypertensive(r) Krise/Notfall

MODUL 4
MEDIKAMENTÖSE BEHANDLUNG

Behandlungsbeginn, Wirkungen und Nebenwirkungen, Selbstbehandlung, Interventionelle Verfahren

MODUL 5
COMPLIANCE
Behandlungstreue, Telemedizin, Selbsthilfegruppen

Neben der Teilnahme an einem Hypertonieschulungsprogramm sind auch Bluthochdruckselbsthilfegruppen häufig ein Mittel, um mit der Krankheit zusammen mit Gleichgesinnten besser zurechtzukommen. Diese Selbsthilfegruppen sind ebenfalls in der Deutschen Hochdruckliga organisiert, zu diesem Thema folgt ein Interview mit einem Vertreter der Selbsthilfegruppen.

Sehr geehrter Herr Eichbauer, Sie sind Leiter einer Selbsthilfegruppe in der Deutschen Hochdruckliga DHL. Können Sie uns kurz Ihre eigene Krankheitsgeschichte schildern?

In meiner Krankheitsgeschichte gab es immer wieder leicht erhöhte Blutdruckwerte (160/95 mmHg) und der Hausarzt hat mich nach einer Routineuntersuchung mit auch nicht ganz normalen Cholesterinwerten zum Kardiologen überwiesen. Ich war damals 63 Jahre alt und voll im Berufsleben eingespannt als Automatisierungsspezialist im Außendienst für Firmen zuständig. An einem Montagvormittag auf dem Weg zu einem Kunden in Nürnberg fühlte ich etwas Beklem-

mungen, das kannte ich schon, nur diesmal war es etwas heftiger. Das Nächste, was ich mitbekam, waren 2 orangerot gekleidete Männer, es waren Rettungssanitäter, die mir mitteilten, dass etwas nicht in Ordnung war und ich in die Klinik musste. Auch wenn letztlich alles gut ging bei mir, war die Entscheidung klar: Rente mit Abschlag und ade Montagsstress.
In die Gruppe bin ich durch das traumatische Ereignis gekommen, Hilfen und Unterstützung in der Selbsthilfegruppe kann man aber auch bekommen, ohne dass solch ein einschneidendes Geschehen eintritt. Hilfe mit Rat und Tat, Umgang mit anderen Betroffenen, neue Einblicke über Arbeit, Umfeld, Umgang mit der Erkrankung, das alles wird heute durch meine Mitarbeit in der Selbsthilfegruppe bestimmt.

Welches sind nach Ihrer Ansicht die wichtigsten „Hausaufgaben" für Bluthochdruckpatienten?

Nach unserer Erfahrung auf Gesundheitstagen und Gesundheitsmessen mit umfangreichen Blutdruckmessungen bei Betroffenen ist die wichtigste „Hausaufgabe" die Einhaltung der vom Arzt verschriebenen Medikation. Viele Betroffene reduzieren die Medikation oder lassen die Tabletten weg, wenn der Blutdruck gut eingestellt ist. Weiterhin ist die richtige Messung des Blutdrucks mit zertifizierten Oberarmgeräten eine wichtige „Hausaufgabe". Ansonsten gelten die 3 Ratschläge: gesundes Essen, regelmäßige Bewegung und Reduktion von Stressfaktoren, zusätzlich zur Medikamententreue als die wichtigsten „Hausaufgaben".

Das vorliegende Kapitel heißt „Hilfe zur Selbsthilfe: Hochdruckexperte werden". Welches sind aus Ihrer Sicht die wichtigsten Schritte auf diesem Weg?

Hochdruckexperte kann man werden, wenn man die richtige und regelmäßige Blutdruckmessung bei sich selber erlernt, den Blutdruck regelmäßig kontrolliert und wertvolle Informationen über Fachvorträge und Gespräche in der Gruppe bekommt. In unseren Selbsthilfegruppen sprechen wir jedoch nicht nur über unsere Krankheiten, lieber führen wir gemeinsame Unternehmungen durch, bei denen z. B. auch Wanderungen gelegentlich auch einmal über den Blutdruck gesprochen wird. Natürlich finden aber auch Informationsveranstaltungen und Fachvorträge zum Thema statt.

Wie findet man Gleichgesinnte, wie kann man einer Selbsthilfegruppe beitreten?

Viele treten einer Selbsthilfegruppe bei nachdem sie im Internet Informationen gezielt gesucht haben. Die Mehrheit der häufig älteren Patienten kommt zu uns jedoch über „Mundpropaganda", viele auch über Informationen aus der Tageszeitung zu Veranstaltungen, die wir anbieten. Leider empfehlen die Ärzte zu wenig, einer Selbsthilfegruppe beizutreten.

Wie kann man Unterstützung finden, wenn man eine Selbsthilfegruppe Bluthochdruck neu gründen möchte?

In jeder Region gibt es Unterstützung für die Gründung von Selbsthilfegruppen. Informationen gibt es auch über die Deutsche Hochdruckliga DHL. In der Region Nürnberg und Mittelfranken gibt es die Kontaktstelle KISS (Kontakt und Informationsstelle Selbsthilfegruppen). Ähnliche Kontaktstellen wird es auch in anderen Regionen geben.

Welches sind die größten Wissenslücken zum Thema Bluthochdruck in der Bevölkerung aus Ihrer Sicht?

Eine Wissenslücke ist, dass viele Betroffene erst auf Symptome warten, häufig ist es dann jedoch zu spät. Ein erhöhter Blutdruck sollte nicht verdrängt werden, erhöhte Blutdruckwerte ohne Symptome erhöhen trotzdem das Risiko für Herzinfarkt und Schlafanfall.

Haben Sie noch weitere Botschaften, die Sie Betroffenen oder Menschen, die einen Bluthochdruck in Zukunft verhindern wollen, mitgeben möchten?

Eine wichtige Botschaft ist, dass es Vorsorgeuntersuchungen nicht nur für Darmkrebs oder andere schwere Erkrankungen gibt, sondern dass auch der Blutdruck regelmäßig kontrolliert werden sollte. Bluthochdruck ist der Risikofaktor Nummer 1, dieser sollte nicht verdrängt werden. Niemand sollte sich genieren, wenn er hohe Blutdruckwerte hat und entsprechend behandelt werden muss. Jeder kann durch sein eigenes Verhalten und seinen Lebensstil den eigenen Blutdruck günstig beeinflussen.

Werner Eichbauer war bis 2016 Patientenvertreter im Vorstand der Deutschen Hochdruckliga und setzt sich durch die Mitarbeit am Mitgliedermagazin „Druckpunkt“ für eine gute Kommunikation zwischen Laien und Experten ein. Er unterstützt die Gründung neuer Gruppen und leitet die Bluthochdruck-Selbsthilfegruppe (SHG) in Nürnberg.

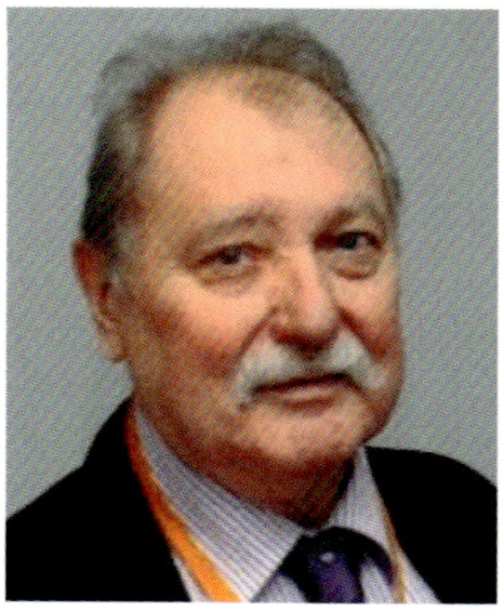

Hausaufgabe 10

Ich nehme an einem Hypertonie-Schulungsprogramm teil und werde zum Hochdruck-Experten.

12 Anhang

Literaturhinweise

Deutsche Hochdruckliga e. V. DHL (2013). *Bluthochdruck – das lässt sich regeln! Broschüre: Empfehlungen für Betroffene* (8. Auflage). Heidelberg.

Deutsche Hochdruckliga e. V. DHL. *Broschüre: Antworten auf 10 Fragen zu Bluthochdruck.*

(beide Broschüren erhältlich unter dem unten angegebenen Link der Deutschen Hochdruckliga)

ESC Pocket (2014). *Leitlinie für das Management der arteriellen Hypertonie.*

Martinez, R. (2010). *Bluthochdruck selbst senken in 10 Wochen – Selbsthilfeprogramm für Betroffene* (2., aktualisierte Auflage). Hannover: Schlütersche Verlagsgesellschaft.

Middeke, M. (2004). *Arterielle Hypertonie* (Empfohlen von der Deutschen Hochdruckliga/Deutsche Hypertonie Gesellschaft). Stuttgart: Georg Thieme Verlag.

Mengden, T. et al. (2011). Praxisleitlinien für die Heimblutdruckmessung. *Dtsch Med Wochenschr, Nov, 136* (46), 2374–7.

Nolte, A. (2010). *Bluthochdruck – Vorbeugen, erkennen, behandeln.* Berlin: Stiftung Warentest.

Parati, G. et al. (2010). European Society of Hypertension practice guidelines for home blood pressure monitoring. *J Hum Hypertens, Dec, 24* (12), 779–85.

Hilfreiche Adresse

Deutsche Hochdruckliga e. V. DHL
Deutsche Gesellschaft für Hypertonie und Prävention
Berliner Str. 46
69120 Heidelberg

Telefon (0 62 21) 58 85 50

www.hochdruckliga.de
www.hochdruckliga.de/bluthochdruck-behandlung-leitlinien.html

Hausaufgaben für Bluthochdruckpatienten

Hausaufgabe 1

Ich lasse mir ein geprüftes Oberarmgerät mit Speicherfunktion rezeptieren und messe jeweils zweimal morgens und zweimal abends.

Hausaufgabe 2

Ich bestimme anhand meiner selbst gemessenen Blutdruckwerte, der Anzahl der Risikofaktoren und Begleiterkrankungen mein persönliches Herz-Kreislauf-Risiko.

Hausaufgabe 3

Ich kaufe mir einen Schrittzähler und versuche meine Schrittzahl auf 10 000 Schritte pro Tag zu erhöhen und treibe mindestens 3 x pro Woche Sport.

Hausaufgabe 4

Ich ernähre mich kochsalzarm und mediterran. Ich nehme drei- bis fünfmal täglich Obst oder Gemüse zu mir zu, salze nicht nach und vermeide Fertigprodukte.

Hausaufgabe 5

Ich organisiere meinen Tagesablauf so, dass ich krankmachenden Stress vermeide und lege regelmäßig Pausen ein. Zusätzlich zum Sport führe ich täglich Entspannungsübungen wie Atem-Yoga durch.

Hausaufgabe 6

Durch den neuen Lebensstil versuche ich über ein Jahr mein Gewicht zu reduzieren und meinen Bauchumfang zu normalisieren.

Hausaufgabe 7

Bei niedrigem Risiko versuchen ich zunächst durch Lebensstiländerungen meine Heimmesswerte unter 135/85 mmHg zu kriegen. Bei hohem Risiko nehme ich nach ärztlicher Verordnung meine Blutdrucksenker wie ein Schweizer Uhrwerk.

Hausaufgabe 8

Wenn meine Blutdruckwerte zu Hause trotz gewissenhafter Einnahme mehrerer Medikamente weiterhin erhöht sind, bitte ich meinen Hausarzt um eine Überweisung an einen Hypertensiologen.

Hausaufgabe 9 für Frauen

Ich lasse meine Blutdruckwerte regelmäßig kontrollieren insbesondere bei Einnahme der „Pille“. Spätestens ab den Wechseljahren nehme ich gelegentlich erhöhte Blutdruckwerte sehr ernst.

Hausaufgabe 10

Ich nehme an einem Hypertonie-Schulungsprogramm teil und werde zum Hochdruck-Experten.